聞かない医師
言えない患者

磯部光章
Isobe Mitsuaki

a pilot of wisdom

目次

図版制作／クリエイティブメッセンジャー

はじめに

外来に四〇歳代の男性が咳《せき》と発熱の症状で来診した。ちょうど風邪が流行《はや》っている季節だったので、症状を聞いて、診察をして「感冒」（風邪）と診断した。そのことを伝えて、必要な薬を処方し、日常生活の対処、薬の副作用などを説明して診療を終了した。こちらの言うことには頷《うなず》くものの、黙っているので何となく違和感を覚えたが、「三日経って、よくならなかったらまたいらっしゃい」と言って離室を促した。男性は診察室をでる間際、ドアの取っ手に手をかけたとき、「先生、エイズっていうことはないですよね」と言って私を振り返った。

よく話を聞いてみると、三ヶ月ほど前に東南アジアに出張したときに酒の勢いもあって、買春してしまったという。しばらく忘れていたが、昨日から咳と発熱が始まり、症状はいつもの風邪と同じようだったが、ふと心配になって家庭医学の本を見ると、エイズは肺炎で発症することが多い、と書いてある。不安が募り、我慢できず受診したという次第であった。念のため血液検査とレントゲンをとりましょうということで、納得してもらった。幸いにしてＨＩＶウイルスは陰性であった。

医師として情報取得の不足があったことを大いに反省した。感冒と診断して医学的に適切な対応をしたと思っていたが、「患者の思い」に対しての配慮が欠けていた。このようなケースは珍しくない。ガンを心配してくる患者にもこのようなことが多い。コミュニケーションがうまくいかなかったことが原因である。医師の側は医学的に必要な情報を得て、正しい診断をし、適切な治療を行うという一連の流れで診療を行ったことに問題はないように思える。一方患者の側は症状を話し、診察を受ければ正しい診断がつくものと思っていた。自分の心配を具体的に伝えなかった、あるいは言いだせなかったという問題はある。医師の立場からは、咳と発熱で受診した患者に「あなたはエイズを心配していますか」「あなたはガンの心配もしていますか」とは聞けない。余計な不安を与えるだけである。ただ、患者がもう少し具体的に自分の心配を伝えてくれれば、効率よく、満足のいく医療を受けられたのではないかと思われる。逆に医師が最後に「他に何か心配されていることはありませんか？」と一言尋ねていれば、異なる展開になったに違いない。

最近の医療はひと昔前と大きく変わってきた。医療技術が急速に進歩しており、診断や治療面での恩恵は大きい。医師不足とか、医療事故、病院の閉鎖といった社会的な変化も著しい。これらの変化に伴って医師にかかる責任や負担が大きくなっている。しかし一番大きな変化は医師と患者の関係にあるのではないだろうか。患者が医師に求めるものが変化している。それに伴って医師が患者に提供すべきことや患者から得るべき情報も違ってこなければならない。患者側も医師側に伝えるべき情報についてよく考えなければならない。情報は単に医学的側面や身体的情報にはとどまらない。その際最も重要なのは医師と患者のコミュニケーションである。

昨今様々なところで話題になる医師不信、医療不信にはコミュニケーションクライシスの側面がある。医療不信が医事紛争につながっていくことがある。患者にとっては信頼していたはずの医療行為がもとで本来予期もしない事態に遭遇し、そのことで生涯にわたって心と身体に傷を負って生きていくことになる。訴訟で金を得ても、医師の「謝罪」を聞いてもその傷が癒えることはない。医師にとっては、患者のためにと思って行った診療行為で患者を傷つけたことへの無念に加えて、その患者から訴えられることで、やはり生涯にわたり心に傷を負うことになる。医療訴訟はどのような結果であれ、患者にとっても、医師にとっても、社会にとってもきわめて不幸なことである。

医師と患者のギャップは大きい。そのことを本書で解説していくが、単にお互いが分かり合えるように歩み寄ればよい、といった範囲のギャップではなく、医師、患者の関係が本質的に持つギャップである。

患者はどうしたら満足のいく医療を受けられるだろうか。医師はどうしたら患者の期待に応えることができるだろうか。医師として考え続けてきた。医学教育をする立場からは、医学生を教育する中で臨床医の心構えや行動原理をどう教えればよいのか悩み続けてきた。問題は大きく、複雑である。

コミュニケーションクライシスを避けるには、まず患者と医師がそれぞれの立場をよく知らねばならない。患者と医師ではそれぞれが持つ情報の内容、量、質が大きく異なる。単に知識の量が違うだけではない。医療に際して目標とすることさえ違う場合がある。よって立つ基盤が違う。価値観が異なる。その隔たりは違う世界に生きている者同士と思えるほどである。しかも変化し続けるこの社会の中で、患者と医師との関係も変化し続けている。

本書は患者―医師関係の変化とその大本にある要素について、日頃考えていることや医学生に話していることをまとめたものである。患者にとってはよい医療を受け、医師にとってはよい医療を提供するために最も重要なことはコミュニケーションである。ただ、患者と医師の間のコミュニケーションは非常に特殊である。なぜよいコミュニケーションができないのかについて患者側の要素と医師側の要素から考え、その関係を改善する方法についても紹介してみた。本書を通じて互いの理解が進み、よりよい医療につながれば幸いである。

なお、本書で取り上げた患者の紹介は、実際の経験をもとにプライバシーに配慮して書き換えたものである。

I　コミュニケーションの失敗による不幸

お絵かき実習

コミュニケーションの基本は対話による情報伝達である。患者が医師に話すこと、医師が患者に話すことはどの程度正確に伝わっているのだろうか。さらに伝わったとして、その内容を医師、患者はどのように理解し、受け止めているのだろうか。筆者自身の経験でも患者が言ったことを正確に再現することはなかなか難しいし、逆に患者に話したはずのことが伝わっていないといった経験は日常的にある。そこにはそもそも人間同士が対話によって行う情報伝達そのものが持つ問題があり、さらにそれに加えて、医師と患者のコミュニケーションが本来的に持つ難しさがある。

人間の判断がいかにいい加減であり、正しく人の話が伝わらないかを医学生に教えるために、筆者はいくつか工夫を凝らした授業をしている。一つは「お絵かき」である。学生に次の絵を画《か》かせる。

「白紙を横に使います。まず画面中央に大きな教会があります。その教会の上には太陽が昇っており、半分が雲に隠れています。その教会の玄関左に小さな広場があり、広場の真ん中には噴水があります。教会の正面に大きな川が流れており、小さな丸木橋がかかっています。川の上流には風車小屋があり、その上にはトンビが飛んでいます。川の下流には、牛が一頭水を飲みにきていて、水遊びをしています。遠くの山の向こうには大きな虹がかかっています」（岐阜大学藤崎和彦さん——「ＳＰ養成者のためのワークショップ」の資料より）

風車と水車

実際に画かれた絵を紹介しよう。次ページの図1は、絵を習っているという医局の秘書の女性に画いてもらったものである。なかなか上手な絵である。ほぼ指示通りに画けている。しかし、よく見ると川の上流にあるのは「風車」だったはずである。画いてあるのは「水車」に違いない。これまでに五〇〇人以上の学生や研修医に同じ絵を画いてもらった。実に三分の一の学生が風車ではなく水車を画く。水車を画いた学生に水車と風車の違いを知っているか聞いても、もちろん知らない者はいない。小学生に画いてもらったこともあ

表1　574人の「お絵かき」の結果

出題	実際に画いた内容	割合
①風車小屋	風車	68%
	水車（誤り）	32%
②丸木橋	正しい丸木橋	57%
	誤った丸木橋	37%
	その他	6%
③教会	十字架のみ	89%
	十字架なし	7%
	十字架 ＋ 鐘	3%
	鐘のみ	1%
④噴水	左	65%
	右	32%
	その他	3%

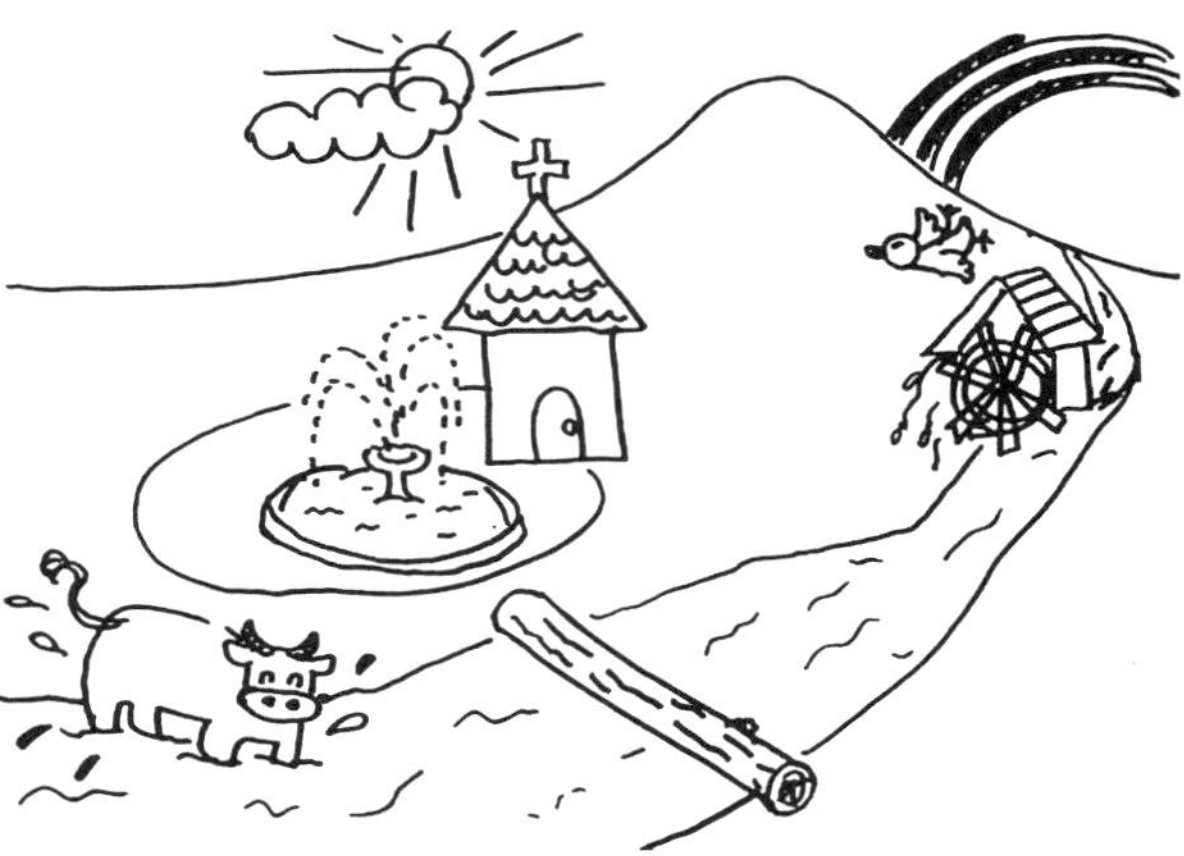

図1　ほぼ指示通りの絵であるが、「風車」ではなく「水車」を画いている。

るが、同じ結果である。次ページの図2でも、二つとも風車ではなく、水車が画かれている。

原因は簡単である。「川の上流に」という説明のあとに続いてくるものは感覚的に水車なのである。文章をよく読んでいるように見えて、正確に読んでいないことが分かる。それにしても、年齢や教育のレベルなどに関係なく共通の間違いをする人が多いのに驚かされる。

丸木橋

次に図2の丸木橋に注目していただきたい。「丸木橋」とは文字通り、一、二本の丸太を渡してできている橋のことである。実は字義通りの丸木橋を画く人は六割に満たない。木でできた橋を丸木橋として画く人が多い。常識の問題ではなく、単に言葉の持つイメージが人によって違うこと、あるいは多くの人が誤解をしていることを示している。簡単に言えば、言葉、単語に対して日常的に多くの人が深く考えずに受け止めていることとの反映

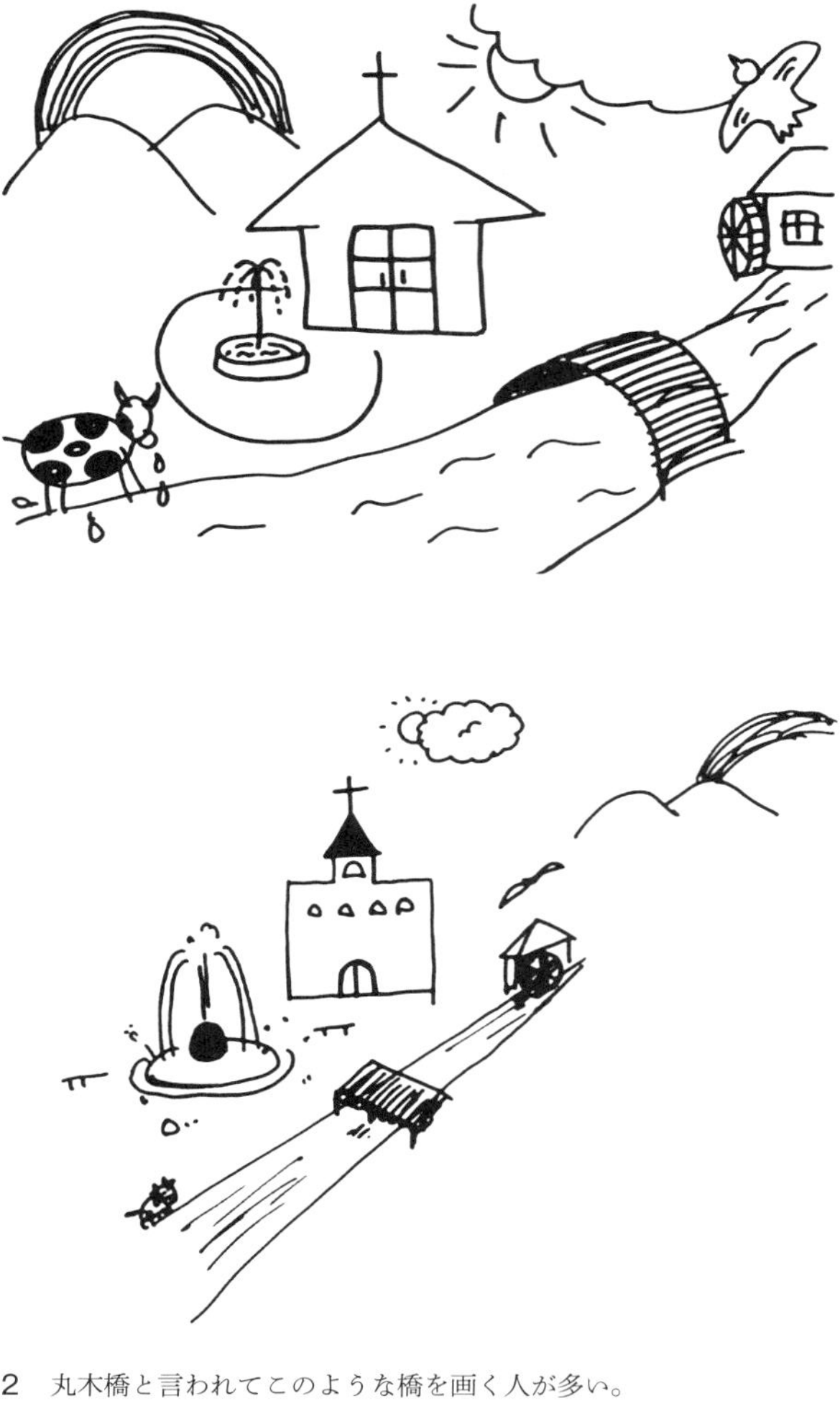

図２　丸木橋と言われてこのような橋を画く人が多い。

であろう。そのことで誰かに注意を受けることもないし、日常生活で困ることもない。漢字の読み方を誤って覚えていることは誰にでもあることだが、恥をかくような体験がなければいつまでも誤ったままである。脆弱《ぜいじゃく》を「きじゃく」と読む人は多いが、誰かに注意を受けなければそのまま済んでしまう。

日常生活においては特に問題にならないことであるが、病状の説明の場面となると、ことは簡単でない。ときに大きな問題を起こすこともある。「みぞおち」を下腹部と思っている患者がいた。その人が「みぞおち」の痛みを医師に訴えた。医師は上腹部痛と考えて、胃潰瘍《かいよう》や胆石症の検査をする、といったことが起きる。当然正しい診断には至らない。不要な検査をすることになる。言葉を間違っていた患者に落ち度があるとは言えない。「みぞおち」の場所を確認しない医師の責任であるに違いない。不要な検査を行った医師の責任が重いのは、例えば、赤信号にもかかわらず飛びだしてきた子どもをはねた自動車の運転手が無罪ではあり得ないことと同じである。ただ、医師にとってみれば釈然としない思いが残る。

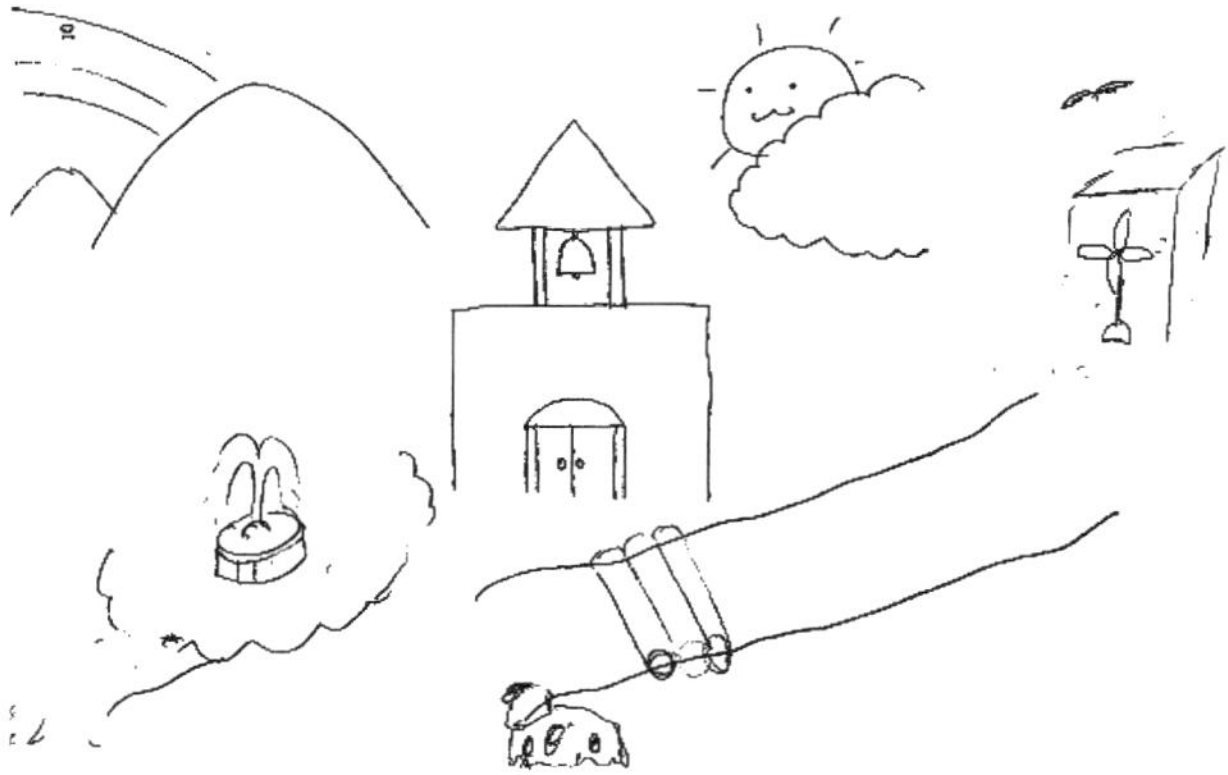

図3　教会のイメージも人様々。ほとんどの人はとがった屋根のてっぺんに十字架を画くが、この絵のように鐘だけ画く人もいる。

教会

教会と言われて持つイメージも一様ではない。ほとんどの人は、とがった屋根とその上の十字架をもって教会とする。ところが一〇〇人に一人くらい、鐘を画いて教会を表現する人がいる。その人にとっては「鐘」こそが教会のイメージなのであろう。一つの言葉に対して各人がそれぞれ違ったイメージを持っていることが分かる。それが個性であり、多様性であり、人間社会のおもしろいところでもある。

痛みの表現法も同じである。「チクチク痛い」「刺すように痛い」「締めつけられるように痛い」「重苦しいように痛い」など、感覚を言葉で表現すること自体が難しく、医師は結局、患者の表現から自分の体験をもとに想像する中で判断せざるを得ない。非常に主観的な判断でありながら、これらの表現自体が診断につながっていくことが多い。胸の痛みが「チクチク」なら神経痛や筋肉や皮膚の痛み。「締めつけられるよう」なら心臓の症状の可能性など、医師の頭の中にはいくつかのパターンが用意されている。そのため、患者の訴える症状を無理に自分の持つパターンに押し込んでしまうことが起きる。患者の表現やその解釈が重大な岐路となることもあり得る。医師も患者も他人の感覚を実感として共有できないことを認識していなければならないのだが、患者は自分の表現で訴えればその通りに医師が理解してくれるものと思いがちである。

左右を間違える医師

このお絵かきでさらに興味深いのは、「教会玄関左にある噴水」である。画かれた絵を見ると、左右がまちまちである。あとで画き手の話を聞いてみると、「向かって左なのか、玄関から見て左なのか」について悩んだ人が約四割、残りの人は疑問を持たず画いており、

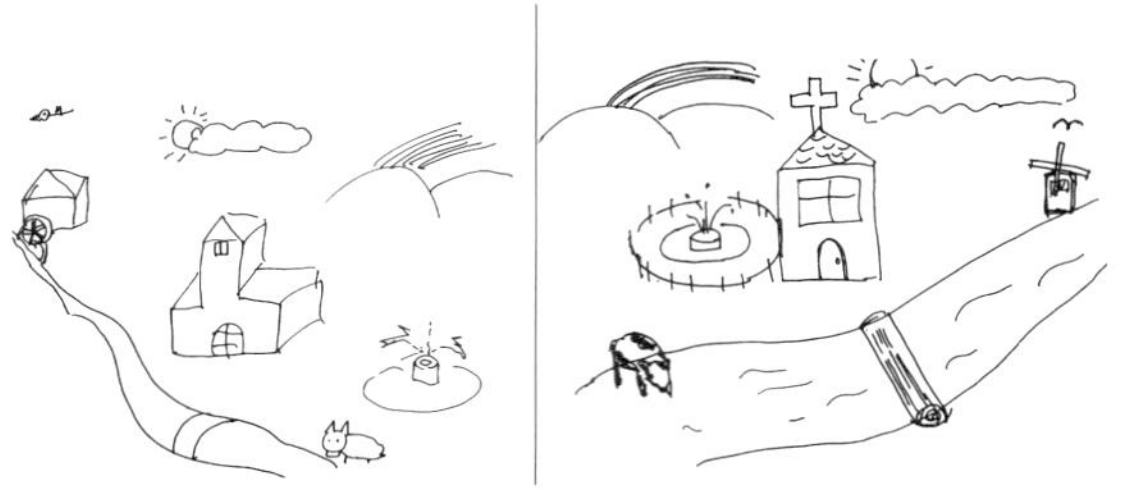

図４　噴水の位置に注目。テキストには「教会の玄関左」と指定されている。左右はほぼ２対１に分かれる。

結果として二対一に分かれている。右と左は相対的なものであるが、そのことに気づかず判断をすることは珍しくないことが分かる。医療の世界ではときに、悪い右足ではなく、正常な左足を切断したり、右耳と左耳を誤って手術したりという、まさかのミスが起きる。伝える側、聞く側がよほど注意をしていないと医療の様々な場面で左右や、罹《り》患《かん》部位の取り違えは起きるのである。

次の新聞記事をご覧いただきたい。実際に左と右を間違えた例である。医師は患者を正面から見たり、背面から見たりする。またレントゲン写真は気をつけないと裏表を反対に見ることがある。

胸の左右間違え、針刺す　○×病院（二〇一〇年四月

四日「秋田魁新報」朝刊、共同通信）

○×病院の男性医師が八〇代の男性患者の検査で、胸の左右を間違え針を刺す医療ミスを起こしていたことが三日、同病院への取材で分かった。病院によると、医師は診断のため右側の胸腔《きょうくう》にたまった胸水を抜くはずだったが、誤って左側に針を刺した。医師は「単純なミスをしてしまった。申し訳ない」と謝罪したという。

次は左右の腎臓を取り違えて摘出してしまった例である。

腎臓左右取り違え摘出

×○市民病院確認怠りミス相次ぐ（二〇一〇年三月三〇日「東京読売新聞」朝刊）

×○市民病院は二九日、六〇歳代の腎臓ガン患者に対し、担当した医師二人が、左右を取り違えて正常な腎臓を摘出する医療ミスがあったと発表した。二人が、腎臓の左右の確認を怠ったことが原因。科長らはガン患者の右の腎臓を摘出するはずだったが、誤って正常な左の腎臓を摘出した。摘出した腎臓にガンが見当たらないためミスに気づいた。病院によると、手術前に治療する場所の皮膚に油性マジックで手術部位を示す「マーキング」をしなかった上、もう一人の医師が腎臓のCT写真の裏表を間違ったことから、左右を取り違えて手術してしまった。同病院では、肺や眼球など、左右二つある部位を手術する際は、執刀医がマーキングをしてから手術をするよう内規で定めている。科長は「外来診療と手術で忙しく、本来注意すべき点をうっかり忘れてしまった」などと話しているという。CT写真には、右と左を示す印がついており、裏表を十分に確認し、患者のカルテを見直していればミスは防げたという。

医師はどのように診断をするか

医療の場のコミュニケーションは特殊である。初診患者の診療にあたって医師にとって困難なことは、まず患者の問題が明らかでないことである。「胸が痛い」「吐き気がする」「熱がある」「咳がでる」といった症状のいずれも、その背後に様々な病気が隠れている。医師は症状を的確に判断して、決断を下していかなければならない。それぞれの症状に対して医師は想定する疾患をいくつかあげて、その中からありそうな病気に絞りこんでいくことになる。診断を考えるために患者との対話を進める。多くの場合、対話に割ける時間が極端に短いことも判断を難しくしている。

その中で、医師には症状や訴えの背景にある患者の心配、事情、期待、生活への影響などを知ることが求められる。ベテランの医師は症状を判断すると同時に、患者の背景を理解する質問をしていくものであるが、実際はなかなか難しい。

対話はときとして、次のように一問一答の形をとることが多い。

患者「昨日、急に胸が痛くなって、冷や汗がでてきたんです。すぐ治ったんですが、今朝も同じことがあったので、心配になって診てもらいにきたんです」

〔医師の質問〕　　〔患者の答え〕

「何をしているときに痛くなったのですか」　「坂道を登っているときです」

「痛んだ場所は胸のどのあたりですか」　「胸の中心です」

「痛みはどのくらい続きましたか」　「二、三分だったと思います」

「どんな痛みでしたか」　「胸が締めつけられるようでした」

「どうしたらよくなったんですか」
「立ち止まって休んだら治りました」
「痛みはどこかに響きましたか」
「首から左肩に響いたように思います」
「どの程度の痛みでしたか」
「冷や汗がでて、このまま死んでしまうかもしれないと思いました」
「静かにしているときにそんな症状がでたことはありませんか」
「ありません」

これは典型的な狭心症の症状である。心臓の動脈硬化によって起きる病気である。適切な治療が行われないと、生命にかかわることもある重大な病気である。診断するうえで最も重要なのは患者の症状である。この患者の症状については、以上のような情報が得られれば医学的には医師はまず満足できる。心電図をとり、血液検査をして、あとは一連の流れの中で診療を進めることになる。

しかし患者はどうだろうか。患者の思いが「狭心症」にあるとは限らない。「胸が痛い」という症状を持った患者の思いや事情は、患者ごとに千差万別である。患者は胸の痛みから肺ガンを心配しているかもしれない。あるいは結核を心配しているかもしれない。人によっては、原因は何であれ、とにかく胸の痛みがなくなればよいということが一番の目的かもしれない。病気が心配である以上に、これからの生活の変化を心配する人も少なくない。仕事を休まなければならないのか。自分一人でやっている育児や介護はどうなるのか。例えば、年老いた義母より絶対に先には死ねないという一念を訴える狭心症の八一歳の患者もいた。

患者にとってさらに大きな懸念は医療費である。なかなか医師には言えない心配である。病院にはメニューも料金表もない。実際、複雑な診療体系で多彩な治療法と多様な患者がいるために料金表をだせない事情がある。医師も治療法の得失については説明できても、実際の患者負担については説明ができないのが実情である。

短時間の診療の中で、患者が持つ多様な事情、ニーズ、複雑な背景を医師が知ることは難しい。前記のような対話の中で明らかになるのは疾患にかかわることが中心であって、それは医師中心の医療の始まりである。患者が医療に求めること、あるいは医療が患者に提供できるものは、単に病気の診断や治療にとどまるものではない。後でも述べることだが、診療の初期の段階から患者の背景や希望（枠組み）に関する情報を、患者と医師が共有していくことで医療は円滑に進んでいく。前記のような医師中心の患者と医師との会話の後に起きるのは、医学的には狭心症として適切な診療であるかもしれないが、それは患者の思いが切り捨てられていくことでもある。

ドアノブ・クエッション

「ドアノブ・クエッション」という言葉がある。初診患者が医師と最初の対話と診察を終え、診察室を出ていく間際にドアの取っ手に手をかけた状況で、振り向いて「先生、ガンじゃありませんよね」「先生、エイズっていうことはないですよね」といった深刻な質問を投げかけることをいう。「はじめに」で紹介したエピソードもその一例である。会話、診察が医師のペースで進み、患者の本来不安に思っていることや感情に関する部分が面談の中で明らかにならなかったことからくるミスコミュニケーションが原因である。医師として、正しい情報収集を行い、適切な診断を考え、次の検査へのステップを説明していく中で、患者の気持ちに思い至らないために起きる事態である。「あ、この人はガンを心配して診療を受けに来られたんだ」と気づいて、その対応をするためにまた座ってもらい、話を再開することになる。こういったドアノブ・クエッションは、特に、セックスにまつわる心配、家庭内の問題、精神疾患に関する問題にかかわる事柄が多いと言われており、「隠された目的」（hidden agenda）とも言われる。

ドアノブで質問してくれるのはまだありがたいことだと思わねばならない。不安や疑問を抱えたまま一方的に医師のペースで診療が進んでいくことは珍しいことではなかろう。医療費にかかわる問題や病気が引き起こした家族内の問題などは、入院して診療が進んでも医師側に明かされないことが少なくない。結局解決がつかないことかもしれないが、病気にまつわる問題は、それが疾患そのものに直接には関係ないものであっても、診療内容と決して無縁ではない。

日本語が通じない

病院で医師の説明を聞いても、何を言っているのかさっぱり分からないと思った経験をお持ちではないだろうか。次の会話は筆者が病棟で経験したものである。ところは信州大学医学部附属病院、患者は七〇歳代、米作り五〇年の農家の男性である。最近歩くと胸が締めつけられるように痛くなる症状がでてきたとのことで、狭心症と言われて入院した。翌日、心臓カテーテル手術を受けることになり、循環器内科の若手医師から説明を受けることになった。筆者は横で彼の話を黙って聞くことにした。奥さんと息子さんが一緒である。

医師「心臓の血管にキョウサクがあるようです。お薬でも症状がとれないので、検査をして確認してから、風船で拡げましょう」
患者「よろしくお願いします」
医師「検査はまず細いカテーテルをソケイ部からソウニュウします。局所麻酔をするので痛みはありません」
患者「はい」
医師「カテーテルをカンドウミャクのニュウコウブに入れて、そこからゾウエイザイを流して画像をとる検査です」

患者「はあ」
医師「ユウイキョウサクがあればステントという金属のデバイスを入れて拡げます」
患者「先生、怖いことはないんでしょうか」
医師「そうですね。心電図をとるようには安全とは言えません。シンシュウテキ（侵襲的）な治療になりますが、それでもこの治療をした方がよいと思います」
患者「ああ、シンシュウ（信州）大学でしかできない難しい治療なんですね」
医師「？？？」

笑い話のような本当の話である。このときは後で筆者が説明をフォローしてことなきを得たが、このような難解な説明をする医師は珍しくない。医学用語はとにかく難しい。普段、医師は同僚や医療関係者と話をするときに特殊な用語と独特の言い回しを使っている。それが当たり前になると、患者にもその話が通じるように錯覚してしまう。だいたい我々医師が普段使っている用語を、パソコンに入力しようとしても正しく変換されないことが多い。医師は一般の人が使わない言葉の世界で生きていることを忘れるようである。

医師は機能性疾患、器質的疾患という言葉を日常的に使っている。自律神経の働きが過剰になったり、十分に作用しなくなったりして起きる疾患は機能性疾患と言われる。「過敏性大腸症候群」は、特別な原因なしに下痢や便秘、下腹部の張りなどの症状を起こす病気である。検査をしても炎症や潰瘍、腫瘍《しゅよう》などは見つからない典型的な機能性疾患である。一方大腸ガンで便秘をしたり潰瘍性大腸炎で下痢をしたりしている場合は、腸そのものに異常な変化があることから器質的疾患と呼ぶことになる。一般の人は普段使わない言葉であり、なじみにくい概念である。この言葉を多用して患者に説明をする医師は少なくない。次の実例の一部は佐伯晴子さんの著書『話せる医療者』から借用した。

患者「以前から便秘したと思うと、下痢になったりして困っていますが、ガンの心配はありませんか」

医師「それはキノウセイ（機能性）のシッカンです。ガンではありませんからお薬で治療しましょう」

患者「やはり気のせいですか」
　これは単に聞き違いによるミスである。

患者「最近便が細くなって、便秘になりがちで、腹も張るような気がします」
医師「何かキシッテキ（器質的）な疾患が隠れているかもしれないので大腸の検査をしておきましょう」
患者「気質的な病気ですか。やはり私の性格に関連した症状なのですね」
患者「先生、風邪を引いた後、二週間も咳が止まりません。ガンじゃないでしょうか」
医師「イッカセイ（一過性）の症状だと思いますので少し様子を見ましょう」
患者「いえ、先生。一家性じゃなくて症状があるのは私だけなんです」
患者「この手の痺《しび》れは自然に治るものなのでしょうか」
医師「いえ、シンコウセイ（進行性）の疾患なので手術をした方がよいかもしれません」

患者「え、私の信仰の問題なんですか」

機能性、器質的、一過性、進行性……いずれも医学用語であり、一般には通用しにくい言葉である。患者が「気のせい」と聞き間違えたり、気質的、一家性、信仰性と捉《とら》えたりするのも不思議はない。

一般に使う日本語の意味が医師と患者とでは違っていることも少なくない。

医師「あなたの胸の痛みは運動時にも起こりますか」
患者「いえ、先生、特にスポーツはしていないので分かりません」

普段の生活における歩行や階段の昇降などの身体活動を医師は「運動」とか「労作《ろうさ》」と呼んでいる。そのまま使っても患者には理解されないのは当然である。

「ガンの可能性が否定できません」「重大な疾患を否定しておきましょう」「検査値はすべ

て正常範囲内です」「異常所見は認められません」「排尿が頻回なんですね」「高値が持続していますね」……などはいずれも日本語としておかしいわけではないが、医師特有の言い回しであり、普通の人にはなじみにくい表現である。

さらにあげれば、「このお薬で軽減するタイプの狭心症です」「ガンを疑わせるような所見はありません」「その症状はこの病気で説明することができます」など、きりがない。「座薬」(肛門《こうもん》に挿入して使う薬)もよく「座って飲む薬」と間違えて、内服する患者がいる。言葉はコミュニケーションの第一歩であり、そのことに気づかない医師が多い。患者も分からないことはきちんと問いただすことが必要である。

インフォームドコンセントの行き違い

実際、非常に難解な説明をしている場面でも、患者が一つ一つの疑問を医師に質問することは滅多にない。最近は手術の事前の説明を、長時間かけて行うことが日常的になっている。医師はもちろん善意であるし、手術に伴う危険があることを懇切丁寧に説明している。我々の病院では、心臓のカテーテル検査や治療の説明をするのに、医師が二名に看護師も立ち会って一時間かける。

心臓の血管の動脈硬化に対して、風船とステント（血管を支える金属の網）を使ってカテーテル治療をする。その際には、「一〇〇人に一人か二人はアレルギー反応や針を刺したところに出血を起こすことがあります、一〇〇〇回に数回心筋梗塞《こうそく》になったり、緊急の手術になったりすることもあります」「万に一つは死亡することもあります」などと話している。患者も家族も真剣に話を聞き、医師は「質問があればどうぞ何でも聞いて下さい」といった会話をして、治療を希望することを確認して、最後に承諾書に署名をしてもらい手術に臨む。

実際に多くの患者の治療をする中で、不幸にしてそのような合併症を起こすことがある。往々にして起きるトラブルは次のような場合で、治療が原因で心筋梗塞を起こして、入院期間が大幅に延びてしまったときの医師と患者との対話である。

患者（家族）「こんなことになるなんて聞いていません。先生のミスなんじゃないですか」

医師「いいえ、頻度は少ないけれど、ミスをしなくてもこのような合併症が起きるかもしれないことはご説明しています」
患者（家族）「いえ、聞いていません」
医師（同意書を見せて）「同意書にも書いてありますし、その後にご署名もいただいていますよね」
患者（家族）「そんな意味だとは思いませんでした」

よく起きる残念な事態である。それでも、実際に合併症が起きてみると、「そんな話は聞いていない」と言われるのが普通である。医師は言っている、でも患者は聞いてない。どちらも嘘《うそ》を言っているわけではない。伝える側も、受け取る側も、自分の立場から捉えることしかできないのである。Ⅲ章で述べるが、フレーミング効果のために、情報は聞き手にとって都合のよいようにしか伝わらないことがあることを知っておかねばならない。情報を伝える義務は医師側にあるので、医師の責任はより重いと思われるが、医師には釈然としない思いが残る。医療紛争、医療訴訟はこういったことから始まっていくことが多い。

このようなことが起きると、患者だけでなく医師も、実際に患者に起きた不幸な事態に加えて、別の精神的な苦痛を持ち続けることになる。筆者は指導医として、常々医師には「伝わりにくいことを前提として話をしなさい」と話しているが、決してそれだけでは解決しない、医師と患者間に存在する根源的な問題でもある。コミュニケーションがうまくいかないことによる不幸である。

II　コミュニケーションギャップの形成

パターナリズムと疾病構造の変化

かつて医学が未熟で衛生思想が発達していなかった時代、人間は感染症や栄養障害などで死んでいた。この時代の医療は比較的単純であった。医師は診断を下し、治療に関する指示を患者に与え、患者はそれを励行する、といったパターンでよかった。そういう医療を「パターナリズム」の医療という。パターナリズムというのは、要するに、お父さんが子どもに指導する、学校の先生が生徒に「こうしなさい、ああしなさい」と教育する関係である。患者の側も良医の条件としてそういった態度に期待する側面があった。

ところが、日本では第二次大戦後、経済的な発展に伴い衛生事情が急速に改善され、国民皆保険など、世界に冠たる医療制度の整備が進んできた。その間、日本人の疾病構造も劇的に変化してきている。かつての感染症や栄養障害は影を潜め、動脈硬化、糖尿病など加齢や栄養過多に起因する疾患が増えている。厚生省はかつて、慢性成人病を日本人の国民病として予防治療に必要な施策を行ってきた。九〇年代には生活習慣病という名に改められた。最近はメタボリック症候群である。このような時代になると、パターナリスティックな患者―医師関係では医療が成り立たなくなってきた。慢性疾患における患者―医師関係は、関係が継続的になり、病気そのものへの医学的対応に加えて、患者の生活習慣、仕事、家庭環境、価値観、性向などについての情報の共有が重要になる。そのため、患者―医師関係は必然的に「患者中心の医療」「全人的医療」という考え方に変わってきたわけである。

医療の役割の変化

疾病構造が変化したことに加えて、社会が医療に求めている役割が拡大し、複雑化している。例えば、従来は家庭内で対処していた些細《ささい》なけがや体調不良で受診する患者が増加している。二四時間営業のコンビニのような感覚で受診する軽傷者が少なくない。かつて出産はほとんど家庭で行われていた。かくいう筆者も現在の住居の座敷で生まれ、盥《たらい》で産湯《うぶゆ》を浴びた。しかし今では産婆《さんば》は姿を消し、出産は医療の仕事になった。バースコントロール、子育て、虐待、不登校、美容、スポーツなどにも医療が介在し、老人の介護や末期《まつご》の看取りももはや医療と不可分である。健康の維持、疾病の予防は今や医療の中心になりつつある。社会全体が問題の自己処理能力を失い、「専門家」に依存する傾向にあるが、医療はその代表であろう。

専門医療は進化し続けており、患者の専門医志向は強い。医師の間でもその進歩の早さについていけないほどに専門分化が進んでいる。この反動として総合診療を志向する社会的要請があるが、総合診療医に患者が望むような専門医療の提供を期待できるわけではない。高齢患者を見ればよく分かるが、認知症があり、不整脈があり、膝が悪く、脳梗塞の後遺症として麻痺《まひ》があり、白内障を持ち、尿失禁で困っている患者が大腸ガンになった――この場合のような、専門医にも総合診療医にも対応が困難な事態が増えている。医療のうえでの「問題設定」と「問題解決」の境界が複雑になり、「総合診療医」「専門医」という枠組みで仕分けること自体が困難なほどに医療が複雑化し、その役割が変貌《へんぼう》しているわけである。

ストレス疾患の増加

現代はストレスの時代である。実際にストレスを感じる状況が増えているのか、ストレスに対する対応の仕方が下手になったのか、そのあたりは社会学者の判断に任せることにしても、実際には職場の中で、家庭の中で、ストレスに起因する問題が急増していることは事実であろう。

医療の変化はストレス関連疾患の増加も関係している。我々の身近でもストレス疾患で医業を全うできない研修医や若手医師が急増しているように思う。仕事ができなくなり、病院にこなくなる。各研修病院ではこういった医師対策をする専門チームを作っているほどである。問題は、こういったストレスへの対処も医療の重要な部分になってきていることである。それはうつ病などのいわゆるストレス関連疾患にとどまらず、およそ病気一般にかかわる問題である。

我々が診療する慢性心不全では、患者は一般にうつ傾向になることが多い。そのような患者では病状を聞きだすことも困難になる。何を聞いても「はあ」とか「まあ」とかいう答えになったら要注意である。入院中無表情で、歩行を促してもじっと動かない高齢患者は多い。経験上、家庭内に問題があることも多い。だいたい夫婦で外来に受診にくる高齢者は会話もあり、総じて「元気」である。すっかり元気になって退院した患者が次に外来にきたときに生気を失っているのを感じることがあるが、その多くが独居の高齢者である。

ストレスや精神疾患が身体疾病そのものに及ぼす影響は計り知れず、医師がそれに対応するために必要なことは、やはり患者の背景を知ることであろう。病気になったときこそ、ストレスの背景にある患者の思い、生活、家庭の状況、価値観が関係しているわけで、通り一遍の病歴や話し合いでは適切な医療は行えない。

医療情報の氾濫

巷《ちまた》には医療情報が氾濫している。ネット、テレビ、雑誌、口コミ。すべてがとは言わないが、いい加減な情報が多いのも事実である。本書で繰り返し述べるように、医療の選択は個別である。集団で通用する論理を個人に当てはめることには慎重でなければならないし、逆に個別に体験した治療の是非を一般化することは危険である。治療を受ける病院を決める際に、ネットでの口コミ情報やランキング本で経験数が多く、発表された合併症率の低い病院を選んで受診する患者が少なくない。レストランや旅館を選ぶのと同じ感覚である。非常に危うい情報もある。このような情報が診療の善し悪しを反映していないことは医師の常識である。さらにはこれらの情報が珍重されるようになって、逆に一部の医療機関は見かけの数字をよくして、ランキングの上位をとるために症例や手術方法の選択を変えている実態もある。それは患者本位の医療の実現とは別次元のビジネスである。

ランキング以外にも根拠に基づかない、あやしい情報が跋扈《ばっこ》している。人気バラエティ番組で特定の食品が「健康によい」と言われると、その食品がその日のうちにスーパーで品切れになることがあるという。本来笑って時間を過ごすためだけの話題のはずであるが、質の低い情報と高い情報が境目なく混在してしまい、健康志向を持つ人たちが無分別に情報にすがってしまう現実がある。「悪貨は良貨を駆逐する」という典型的な例である。

我々循環器医がよく経験する困った不適切情報は「水分摂取」である。「熱中症は家の中にいても起きます。脱水症状にならないよう水分の補給が必要です」や、「水分をとると血液がサラサラになります」というアナウンスとともに、どろどろと赤血球が詰まったような血管の映像をテレビで見たことがある。このマスメディアの宣伝の結果として病院で起きていることは、急性心不全による救急来院の増加である。高齢者が、ペットボトルを抱えるようにして飲み続けていることがある。話を聞くと「水は沢山飲んだ方が身体によいと聞きました」「脳血栓の予防のため、夜トイレに立つごとに水を飲むようにしています」と言う人が多い。

適切な水分摂取はもちろん重要である。過剰にとったとしても健康な心臓と腎臓を持った若い人では何も問題は起きない。ただ、高血圧や糖尿病を持った心不全の予備軍の高齢者が過剰な水分を摂取すると、起きることは溢水《いっすい》である。肺に水分がたまり、心臓がそれを処理しきれず、急性の呼吸困難をきたす。我々の病院では毎晩のようにこのタイプの鬱《うっ》血《けつ》性心不全の患者が入院してくる。夜間に救急車に乗ってくるのが通例である。適切な治療でたいていは朝までに楽になるものであるが、結果が悪いこともある。治療は過剰の水分は怖いという説明が第一である。氾濫する不適切な医療情報は、それ自体が医師と患者が適切にコミュニケーションすることを大きく妨げている。

医療紛争の増加

昨今どうして医療事故が増えてきているのだろう。昔からあった問題が露見しただけ、という見方もある。また、医療技術が高度化したことで事故が起きやすくなったという事実もあろう。いずれも正しい側面であろうが、問題はそれが医師と患者の関係を複雑にしていることである。インフォームドコンセントの功罪については改めて書くことになるが、もともとはこれから行われる診療方針について、選択肢を示し、それぞれのメリットとデメリットを正しく理解してもらうことが目的にある。理解に基づいて患者は自己決定するわけである。

「合併症」とは

「治療に伴う合併症」という言葉がある。開腹手術をしてガンの切除手術はうまくいったが、感染症を起こして患者が死亡することがある。どんなに気をつけても、厳格に消毒をしても起きうる。「日和見《ひよりみ》感染」といって、患者の抵抗力が低下しているために起きる感染であることが多い。感染する菌が院内にしかいない細菌であることがあり、「院内感染」とされることもある。「院内感染」という言葉を聞くと、患者家族は、それは病院の責任である、と主張して、しばしば医療紛争となる。

もっと直接的で深刻な合併症もある。急性心筋梗塞で救急来院した患者に緊急でカテーテル治療を行った。現代の標準的な治療法である。術前のあわただしい時間内で治療を行う際のメリット、デメリットを話したうえで、治療に関連して最悪死亡することもありうることまで話して、本人に了解をもらった。閉塞した血管を拡げる治療の半ばで血管に穴が開いて、ショック状態となった。その後の治療には最善を尽くしたが、入院は予定の二週間を大幅に超えた。幸いほぼ元の体力にまで回復して退院した。しかし家族の不満が収まらない。我々は誠意を尽くして、繰り返し説明にあたった。「治療の手技中に起きたことだからこれは事故です」「事故ということはミスですね。あなたたち医師の責任です。治療によって悪くなったのだから、リハビリも含め、治療に関する医療費は病院が負担すべきです」。

患者には残念な事態に違いなく、実際に治療にあたった医師は患者の期待に応えられなかったことに責任を感じ、心に深い傷を負っている。しかしこれはミスでも事故でもない。通常の医療行為の中で予期された範囲で不幸にして起きた「合併症」である。技術的に万全であっても一〇〇〇回に一、二回は生じることがある。どんなに注意をしても根絶することは不可能である。とはいえ、患者には技術が拙劣で起きたミスであるか、不可避的に起こった合併症であるかという判断を下すすべはなく、残るのは治療に伴って重大な健康被害を受けたという事実だけである。患者の無念は当然である。施術した医師には過失がなかったとはいっても、結果に対して真摯《しんし》に向き合うことが必要である。しかし最善を尽くして患者に役立つ治療を行おうとしたわけで、その結果を残念に思うしかない。このことでお互いがどれほどに心に傷を負い、どれほどの時間が費やされたかを考えるとやるせない。

萎縮《いしゅく》医療

薬の副作用も一定の頻度で起きる。生命にかかわる副作用も皆無ではない。日常使う薬でもワクチンでもまれに死亡に至る副作用を起こすことがある。このようなことを繰り返し経験すると、医師の側も自己保身的にならざるを得ないし、患者に対する治療の選択肢も控えめになってくる。このような医療を「萎縮医療」と呼ぶ。

医師はその治療によって得られる患者の恩恵がリスクを上回ると判断し、リスクについての情報を正しく伝え、そのことを理解した患者の希望に添って治療を行っている。医師は自分の経験と蓄積された科学的経験による確率論に従って治療しているのであるから、結果の悪い患者がでてくることも実際にはあるわけである。とはいえ、患者、家族にとってはかけがえのない一生にかかわることである。医師にできることは、予防のために最善を尽くすこと以外には、不幸にして起きた事態に医学的、社会的、人間的に誠実に対応するだけである。

アメリカでは年間四万四〇〇〇人から九万九〇〇〇人が医療事故で死亡しているという驚くべき統計がある。医療事故や副作用は減らすことはできても根絶することはできない。医療紛争、医療訴訟の増加はとどまるところを知らないが、そのこと自体が医療をゆがめ、患者―医師関係を複雑にしている。

価値観、人生観の多様化と医療

患者―医師関係の変化にかかわる別の要素としては、価値観や人生観の変化があげられる。

患者との対話の中で、「先生、あとどれくらい生きられますか」といった質問を受けることがたまにある。到底答えられる質問ではないので、「何歳まで生きたいですか」と逆に聞くことがある。二〇年も前は「そんなに長生きしたいと思いません」と言う人たちは少数派であったように思う。この答えが最近大きく変わってきた。超高齢化が進み、高齢になって生きることの困難さを誰もが実感している。認知症、寝たきり、尿便失禁でおむつをする姿を目の当たりにして、また介護の苦労を自ら体験し、自分はこんな姿では生きていたくない、人に迷惑をかけたくない、と思う人が現実に増えていると思える。長寿社会となったことで、逆に長生きすることが人間の共通の普遍的価値であることが揺らいでいる。

ただ、「長生きを望まない」と言う患者に対して、「人間何歳まで生きられるかは誰にも分かりません。でも生きている間は元気に健康でいたいですよね」と言うと、すべての患者が同意する。「健康」が普遍的な価値であることに変わりはないのである。

死生観が多様化した時代にあっては、医師が患者の診療にあたり、これまで普遍的な目的と考えていた価値観も変わっていかなければならないだろう。「リビング・ウィル（生前の意思）」という考え方が浸透してきたし、終末期医療についてもみなが考えるようになった。三〇年前、まだ筆者が駆けだしの頃は、心臓が止まった患者には心肺蘇生をすべきものと教えられた。大学病院では超高齢者でもガンの末期患者であっても、心肺停止すれば必ず心マッサージや人工呼吸を行った。一〇年ほど前から、超高齢者や末期の重症患者のカルテに、「DNR」と太字で書かれているのを見ることが多くなった。「この患者(または患者の家族)は心肺停止したときに蘇生を望んでいない」(Do not resuscitate.)という意味の略語であり符号である。逆に「最期までできる限りの手を尽くしてほしい」と希望される家族もいる。個人の尊厳を守り、患者の希望を尊重する中で医師は医学的に最善、最良の方法を模索し、選択している。

価値観が激変する時代にあって、患者と医師の関係はますます複雑になっていく。

医療は商品、患者は消費者

「医療は商品」と書くといかにも違和感がある。最近の風潮として医療サービスを受ける患者を「医療消費者」とする考え方があり、コンシューマリズムとも呼ばれる。様々な問題を抱える我が国の医療のもとで、患者が期待することは、良質な医療サービスの提供である。具体的には最良、最新の医療技術の提供、インフォームドコンセント、医療安全、さらに支払いコストやリスクに見合った成果である。言い換えれば患者中心の医療である。これまでのパターナリズム医療に対するアンチテーゼである。

そもそもは社会的弱者である患者の権利擁護に端を発した考え方、あるいは社会運動と思われるが、最近の医学情報への関心の高まりや医療倫理の議論の深化から見れば、自然な展開である。本書の意図するところも「患者中心の医療」の定着と、そのために必要な成熟した患者―医師関係の確立に他ならない。

問題もある。医療が行われるときには患者と医師の間には暗黙の「契約」が成り立っている。サービスの提供と消費者、と言ってもよいかもしれない。ただ、医療サービスが、他の商品提供やサービス提供と際だって異なるのは、良質の医療サービスが患者―医師間の「信頼」をもとに成り立っているという特質ではないだろうか。「信頼の提供」もサービス、契約のうちに含まれると言われれば、反論のしようがないが、医師の心理はそれほど単純ではない。

さらに医療のサービスが一般の職種と異なっているのは、サービス内容の特殊性である。

「契約」が成り立つとは言っても、その内容はきわめて包括的であり、その点で商行為とはおよそ異なる。心筋梗塞の治療を目的として循環器内科に入院した患者は、心筋梗塞の治療のみについて個別の「契約」を結んでいるわけではない。ときとして患者自身が気づいていない部分についても包括的に診療の範囲は及ぶ。医師は身体のパーツを治しているわけではないし、「全人的医療」という考え方に立てば当然のことである。

　外来診療で併発する疾患への対応でトラブルが起きることがある。実は心臓外来に通院する患者は心臓の疾患ではなく、大腸ガンや肺ガンなどで死亡することもある。専門外来の医師は基本的には自分の専門領域の疾患の管理をしているつもりであって、他の疾患については患者の訴え任せであることも多い。それに対して、患者の側は毎月医師に診てもらっている、血液検査も定期的に受けているということで全身の管理を受けているつもりで安心している。狭心症の治療を受けていた患者が、貧血が急に進んだため調べたところ転移を伴った大腸ガンだった、ということもある。そのような場合、患者には医師に対する不満や恨みが残る。しかし、医師の側は無念には思うものの、そこまで自分の責任は及んでいないと考えることがある。特定の診断を得た患者は特に専門医志向が強いが、そのことも問題を複雑にしている。

このようなことを防ぐために医師はできるだけ全身の管理をしようとし、検査値を見て予防的な治療も含めて診療しようとする。患者の側からすると、ときには余分な検査や処方をされたとの不満につながりかねない。バランスの難しいところである。暗黙の了解があるとはいえ、診療上の契約の範囲を定めることは本来的にできないと思われる。やはり医療はコンシューマリズムとはなじまないし、コンシューマリズムは医師と患者のコミュニケーションを難しくする要素ともなる。

もう一つの問題は、我が国の文化はコンシューマリズムが定着するほどには成熟していないことである。患者が賢い消費者であるためには、より主体的に医療内容に関心を持つべきであるし、よい点も悪い点も含めて医療の現実を知り、そのうえで自己責任の意識を持って判断、意思決定をすることが求められるであろう。いわゆる医療クレーマーやモンスターペイシェントといわれる社会現象の急増は、コンシューマリズムのいびつな展開によるものであり、社会的な未熟さと無縁ではない。

診療費に頓着しない医師たち

個人の生活は通常その人の経済状況に縛られる。日常の買い物は誰でも値段を考えて行うものだし、何か贅沢《ぜいたく》をしたり遊興したりしようとするときにまず考えることは、支出に見合った益が得られるかどうかである。車や電化製品を買うときは、値段を考えて自分の希望とどこかで折り合いをつけて妥協し、我慢するのが普通である。ところがこの常識が医師には通用しない。

高血圧の薬には多数の種類と製剤がある。普通はいくつかの系統の薬を組み合わせて使う。日本高血圧学会では第一に選択する薬として五系統の薬を推奨している。それぞれ効果の仕組みが異なり、降圧に加えた付加価値や副作用の内容が違うため、患者によって使い分ける。ただ、血圧を下げる効果そのものにさほどの差はない。付加価値についても、Ⅵ章で紹介する治療必要数（NNT）の考え方から言えば決定的に大きな差があるとは言えない。大きく違うのはその価格である。次ページの図5のようにARB（アンジオテンシンⅡ受容体拮抗《きっこう》薬）と利尿薬では一〇倍以上の価格差がある。薬価一五〇円の薬を使うと

図5　各種降圧薬の薬価

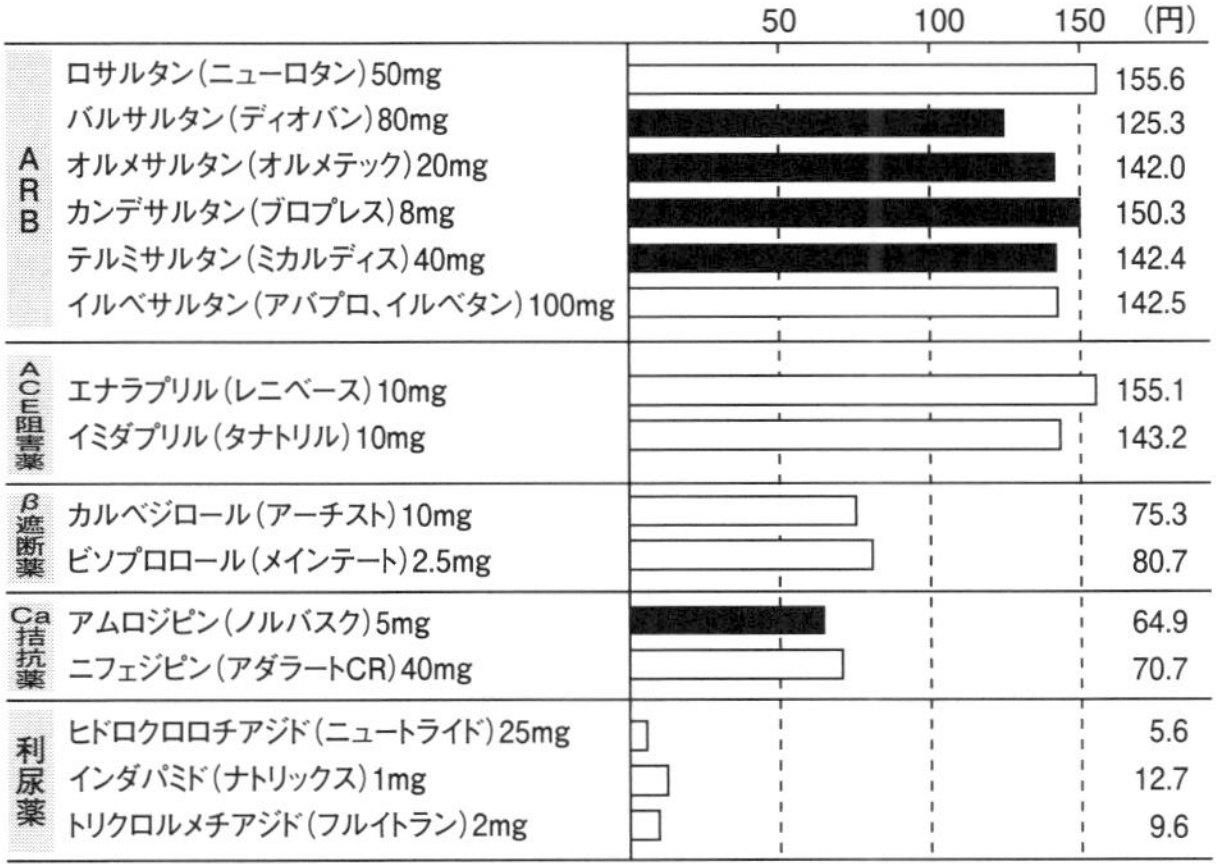

(2010年8月現在)

値段は1錠の価格。黒い棒は国内での降圧薬としての売り上げ上位5品目。

年間の薬代で五万五〇〇〇円ほどになる（さらに調剤料などが加算される）。医師は効果を中心に考えて医学的に患者にとって少しでもよいと思う薬を選ぶ。患者の支払額や医療費としてかかる総額を勘案することは少ない。患者の負担額はおよそその三割になるが、普通は二、三剤が処方されるので、決して無視できない。何より患者はこれだけの種類と差があるのなら、価格差と効果の差について説明を受けたうえで自分の希望も述べたいと思うであろう。

実は我が国の降圧薬の売り上げ上位五品目は図5に黒い棒で示したように、

ほとんどが高薬価のＡＲＢである。しかも多くのＡＲＢには安価で成分が等しいとされる後発品が発売されていない。そこには製薬会社の販売戦略も関係している。

さらに高額なものはペースメーカーである。不整脈や心不全の人に局所麻酔の手術をして植え込まれる器械である。器械の価格は半端な額ではない。次ページの表2は器械一セットの値段である。これに手術の手技料二〇〜三〇万円と入院費用が加わる。しかも、この器械は五〜一〇年ごとに新しいものと入れ替える必要がある。実際は医療保険などの公費で賄われるため患者負担はほとんどない。血圧の薬と違って機能の差が大きいので病気の状態によって適切な機種を選ぶことになる。この器械の植え込み手術を受ける人は年間に数万人いる。これだけ高額の器械が患者負担なしに必要に応じて使えるこの国の医療制度は、患者にとっても医師にとっても本当にありがたい。価格は米国並みに引き下げるべきであるが、今後もこの体制が維持されることを専門医として切望している。ただ、現場の医師を見ていると価格に頓着せず、患者の心臓のことだけを考えて手術しているように思えることがある。治療法を決める医師同士のカンファランス（話し合い）でも、専門医が集まって治療効果を検討する学会でも、五〇〇万以上する器械の価格や医療費が問題に

表2　心臓病治療に使われる植え込み器械とその価格

	目的	機種	価格
ペースメーカー	徐脈・失神など	シングルチャンバ	101万4千円
		デュアルチャンバ（従来型）	114万3千円
		デュアルチャンバ（高機能）	178万円
	心不全	トリプルチャンバ	200万5千円
		トリプルチャンバ（除細動機能付き）	547万5千円
除細動器	失神（心室細動など）	植え込み型除細動器（シングルチャンバ）	407万5千円
		植え込み型除細動器（デュアルチャンバ）	434万円

（2010年8月現在）

なることはまずない。患者の病状だけを考え、医療費に頓着しない医師の感覚は、一般生活者の感覚から乖離《かいり》している。個人や国民全体が負担する医療費についてのコスト感覚を持つことは、医師にも患者にも必要であろう。

医学教育と医師アタマ（いしあたま）の形成

医師特有の発想法を医師アタマ（いしあたま）と呼ぶ。尾藤誠司さんの命名であるが、言いえて妙である。医師はなぜ医学的枠組みに囚《とら》われて、患者の枠組みに入っていけないのだろうか。医学生を教えていて思うことが沢山ある。学生が医学部を目指す動機は様々である。社会的に安定した職業であることが背景にはあるが、ほとんどの医学生は直接に人の役に立つ専門職であることにあこがれを持っている。その意味で動機は健全である。しかも医学部教育では若い学年から、繰り返し「患者中心の医療」や「全人的医療」を教える。「患者の立場に立って」といった言葉は「医療倫理」や「コミュニケーション学」の授業、実習を通じて毎日のように教えられる。学生は若く、ナイーブであるから、このことをよく吸収していく。それぞれが自分は将来必ず患者中心にものを考え、患者の役に立つ医療を行うと考えるのが普通である。その意味でも純粋であり、健全である。

ところが、学生は学年が進み、医師となり、専門性を高めていく過程で変質していく。医学生は圧倒的なボリュームの医学的知識を数年という短期間で吸収していく。教員としては学生のスポンジのような吸収力にいつも驚嘆させられる。その中で、医学生は学術的な医学の側面に心を奪われ、また診療に必要な医学に固有な診断体系、治療体系を吸収、体得していく。そこにあるのは急速に進歩を続け、目が眩《くら》むほどに魅力的な科学の世界であり、整然として秩序立った医学体系である。医師はこの体系が患者の健康問題を解決する最も優れた体系であるとして絶対的に寄りかかっている。学生が初期から持つ強い奉仕精神、ボランティア精神にかげりがなくとも、それを圧倒する新しい世界に染まっていくことは、善悪や是非を超えた必然である。

初学者が聞く「病歴」

筆者は医学部の教員として、病棟で医学生が初めて患者と接する場面に立ち会う機会が多い。医学的知識がまだ不十分な学生に、なるべく早く患者に医師（の卵）として接する機会をつくるようにしている。学生と病室を訪れ、患者に紹介したあと、「入院するまでの経過について話を聞かせていただきなさい」と言って学生を置いてくることが多い。もちろん理解と協力してもらえる患者に限ってである。学生の聞いてくる「病歴」は実にナイーブである。「病歴」としてはまとまっていないし、また医学的に重要なことが欠けていることは当然であるが、普段熟練した医師が認識しない患者の語る様々なエピソードや悩みごとを書き留めてくることが多い。特に家族とのかかわりにおける患者の健康問題に関する話が多い。

我々が患者と症状について面談をするとき、診断や治療に必要な情報を中心に考えると、実は役に立たない語りは非常に多いものである。我々熟練した医師は聞いてはいるが、カルテに書き留めることはない。「その痛みはいつ始まりましたか」と聞くと、直接に関係のないその日の朝の行動から話し始める患者は多い。あるいは孫娘の自慢話から話し始めないと問題の症状に行き着けないおばあさんもいる。辛抱強く聞くことにしているが、どうしても忙しいときや、話が迷走するときは話の腰を折ることもある。

ナラティブ（患者の語り）

未熟で若い医学生の「病歴」にはそういったジャーゴン（無駄な話）の部分が記述されてくる。よく読んでみると、医学的には診断上役に立たないとはいえ、患者の不安や信条、日常生活、家庭の問題、これまでの人生が見え隠れしていることが多い。あとで、患者に協力へのお礼を伝えに訪れると、患者は異口同音に「よく話を聞いてくれてとてもありがたかった」と感謝を口にする。それまで医師や看護師が聞き流したり、聞いてさえくれなかったりした患者の語りを一生懸命になって聞いてくれたことに対する満足感によるものであろう。教育者として、医師として反省することしきりである。また学生に対して話を聞いたときの印象や感想を聞くと、足が震えるほど緊張しました、と言う。医師になると失われてしまう重要な緊張感であろう。

Ⅶ章で述べるが、「ナラティブ・ベイスト・メディシン」という新しい概念がある。ナラティブとは患者の「物語」であり、それを聞くことで患者の「思い」を知り、それを診療内容に活かすための医療技術である。科学的根拠に基づく医療を補完しようとする考え方でもある。若い学生が聞いてくる患者の「病歴」はこの「物語」に他ならない。その意味では決してジャーゴンではなく、患者の問題をひもとく重要な鍵であるに違いない。

ところが、学年が進み、医学的な知識も充実し、経験が増えてくるごとに、学生の書く「病歴」は変質してくる。見事に医師が普段書く書式に近づいてくる。「ジャーゴン」は消え去り、整然とした医学的に必要な情報だけを客観的に書き留めた「カルテ」が書かれるようになる。この過程で彼らが習得したものはきわめて大きいに違いない。医学的な診療体系になじみ、医師の言葉を覚え、患者との会話に慣れ、要領よく必要な医学情報がとれるようになるのは大きな学習効果に違いない。教育する側の医師にとっても満足すべき進歩である。教員には「いい病歴がとれるようになったね」と褒められる。

しかしこの間に何か失ったものはないのだろうか。ナイーブな学生が書いた「病歴」と医学的に必要な情報が整然と整理されたカルテとの違いの一つは、「人間に対する興味」ではないかと思う。医学生が持つナイーブな人間観察に基づいた疾患や症状にまつわる「患者の生き様」についての情報が失われていく。医学生は勉強をする過程で、圧倒的なボリュームの医学を吸収し、症状、病状、病態に目を奪われる。大事なことであるが、それと同時に失われる人間性にかかわるナイーブな部分があるとすれば、それはとても残念なことである。若い医学生が持つナイーブな人間性を育みながら「医学体系」を学ぶような医師教育をしたいと思うが、なかなか適切な方法論が見つからない。

Ⅲ　異文化に生きる患者と医師

患者の文化と医師の文化

医師と患者はどうしたらお互いの枠組みを知り合って、よりよいコミュニケーションをすることができるだろうか。筆者の結論は、医師と患者は世界が全く違うという前提に立つしかないというところにある。一言で言えば文化が違うのである。ものの考え方が違う、価値基準が違う。情報量が違うし、情報の質も違う。医療の目標や目的も違うかもしれない。分かり合えないこと、立場が違うことを前提にしてつき合わなければいけないのではないか。医師が医師として患者と向き合うとき、立場上の違いを乗り越えるのは難しいと思う。医師と患者がどれだけ違う世界にいるかを次に説明してみたい。

医師の枠組み

医療の現場で医師が普段考え、行っていることは、患者の訴えや症状をもとに医学的に正しい診断をして、対応法を考え、最善の手段を講じて患者の益となすべく対処をする、ということに尽きる。これは医師主体の枠組みと言ってよい。当然病気や身体のことが中心となる。生物学的な異常への対応と言ってよいかもしれない。医学は分からないことが多いとはいえ、非常に論理立った筋道で患者の症状から診断に至る診療体系を持っている。また症状からいくつかの疾患を考え、正しい診断を見出すための方法論が確立している。さらに診断をもとに最善の治療を行うための診療体系も持っている。診療ガイドラインも整備されてきた。医師はこの体系に添って整然と診断、治療を進めていくわけである。

長い医学教育を通じて、医学生が学ぶことはこの体系である。疾患を知り、病態（病気の成り立ち）を学び、個々の患者の示す症状の違いや治療に対する反応の違いを体得する中で、医師はこの体系を吸収していく。

しかしその中で患者の個別の問題は置き去りにされていることがある。後にも述べるように医学は生物学と統計学から成り立っており、したがって個々の患者の違いについて考慮すべきことは当然である。それまでに経験した病気、家族の病気、生活や嗜好《しこう》、生活環境など、個別の事情を可能な限り判断材料に入れて考慮する。とはいっても精神疾患や心身症へのアプローチを別にすると、通常の身体臓器の病気の診療においては、患者の個性や心の問題、家庭環境の問題などが入り込む余地は少ないと言わざるを得ない。

患者の枠組み

しかし病気になった患者は違う。患者には患者の枠組みがある。病気になって困ることは、単に身体のことだけではない。病気の捉え方も、これまでの医療体験、近親者や友人、知人の体験や情報が大きく影響し、病気に対する取り組みの仕方も人によって違う。それは、年齢や性別や性格だけでなく、住環境、仕事、家族、収入、嗜好、趣味、宗教、友人、信条、社会的地位、受けてきた教育、生まれ育ってきた環境、生きている時代など、様々な要因によっている。しかも状況も人の心もときとともに移ろっていく。人間は同じ人間として生物学的に共通した構造を持っていながら、違う個性があり、それぞれの身体に異なった魂が宿っている。それぞれにかけがえのない心と身体を引きずって生きる患者の枠組みは病気そのものと密接に関連しているとはいえ、しかしまた別に成り立っていると言ってよい。

若い健康な人が、ある日車と接触して大腿骨《だいたいこつ》を骨折したとしよう。突然の大けがである。大きな病院に運ばれて診療が始まる。整形外科医は当然のことながら、レントゲン写真をとり、骨折の状況を診断する。子細にけがの状況を把握すると、次に治療の方針を検討する。痛み止めには何を使うか、いつ手術をするか、手術までどうやって足を牽引《けんいん》しておくか、どのように麻酔をするか、どのようにメスを入れて、どのように折れた骨を固定するか、どんな固定具を使用するかなど、決定することは多い。手術後の輸液や抗生物質などの処方も指示をしなければならない。

診断が終わり、方針が定まると、患者本人と家族に話をすることになる。けがの現状、治療方針、回復の見込み、後遺症の有無など、十分に話をする。特に手術については方法についても詳しく話をする。思わぬ合併症や、術後の感染症の危険なども話をする。質問を受けたあと、手術についての承諾書に署名してもらうことになる。あとは術前の管理、手術、術後の管理に全力を尽くすだけである。以上のことで医学的には万全の対応ができる。

では、患者である若者の側はどうだろう。病院に運ばれてまず思うことは、痛みや苦痛をとってほしいということだろう。けがに対する漠然とした不安、治療への不安、後遺症への不安ももちろんあるだろう。治療については医師に任せるしかない。初期の苦痛や不安が和らいでくると次第に生活にかかわる心配が募ってくる。親に連絡しなければならない。親はどんなに心配するだろうか。学生であれば学校を休まなければならない。留年の心配もあろう。バイトを休むことになると収入も心配である。治療費はいくらかかるだろうか。加害者に対する怒りがこみ上げてくる。治療に伴う心配もある。手術までは足を牽引することになる。当然のことながら食事、排泄《はいせつ》など身の回りのことは人任せになる。ベッド上で介助を受けて排尿や排便をする恥ずかしさは、ことに患者が若い女性であれば想像するに余りある。

宗教上の問題、家族内の問題もある。育児や介護のために、片時も家を離れられない患者もいる。勤め人であれば長期の入院で失職の不安を持つ。患者がけがをしたことで抱える問題は医学的問題を超えて限りなくある。これが患者の枠組みである。

医師はこういった患者の生き様にかかわる諸問題にどう対応できるのだろう。医師は患者の役に立ちたいという職業的本能を持っているが、それはあくまで医学的枠組みを通じてのことである。医師と患者の枠組みの隔たりは大きい。医師はまず医学的な観点から病気やけがの診療を考え、患者を支えるものであるし、最善の結果を得るためにはその視点を失ってはならないという事情がある。良医の要件はその視点を決して失わず、患者の枠組みを理解してその患者にとって最善の診療法を考えることにあるのではないだろうか。

集合名詞と固有名詞

医師は診療の中で、例えば「五二歳の高血圧の男性」という表現で患者を捉えることが多い。佐伯晴子さんはこの捉え方を「集合名詞」と呼んでいる。そのようなアプローチが普通である。個人名を使う場合も、それは極端に言えば、コード名のようなものと言ってもよい。医師は病気を中心に人間を見ていることになる。医師たちが集まったカンファランスで患者の話をするときも、なるべく客観化して病気を診ようとする。診療の方針を立てるときは、病名、年齢、それまでの既往症、体重や血圧など身体的な情報を中心にして計画を組み立てる。もちろん患者の生活状況や、治療上の希望は重要であり、それについても必要な情報として考慮するが、それも病状にまつわる情報の一部として話し合われる。診療の方針は最終的には患者の判断にゆだねる部分が大きいし、希望を尊重して、方針を柔軟に変えることも当然のこととして行われる。ただあくまで順序として医学的な判断が優先されることに変わりはない。それが現代の診療体系であり、そこに誤りがあるとは思われない。

患者の話を医師同士でする場合に、「誰々さんは……」と固有名詞で話すこともあるが、「この症例は……」と言うことも珍しくない。症例という言葉は、患者が人格を持った個人であることを無視して、疾患を持つ人間として客観化しているに他ならない。やはり集合名詞の世界である。医師のアタマの中は、実は、人間としての患者を診る部分と客観化された医学的な症例として患者を見る部分が、明確な区別なく混在している。

のちにも述べるように何らかの治療法を決めたとして、その結果がどうなるかについては予測の範囲をでない。それが生物学と統計学をもって成り立っている近代医学の特質である。予測の根拠となるのが、「エビデンス」や「医師の経験」である。エビデンスについてはⅥ章で詳述するが、すなわち集合名詞としての患者集団において統計的に得られた経験則である。医師にとってこれから診療しようとする患者は大きな集団の一人として位置せざるを得ない。患者の思いや個別の事情を排除して得られた客観的な事実こそが「エビデンス」であるという考え方さえ成り立つのが医師の世界である。個人はなおざりにされかねない。

患者は違う。確かに五二歳の高血圧の男性ではあるが、固有の名前を持った個人であって、「私」の身体であり、私の病である。かけがえのない身体を持った人間としての患者がいるわけである。他でもない自分自身の精神が宿った肉体こそが問題なのである。その意味で医師が提示する、有効率が何％、死亡率が何％という集団で得られた数字を素直に受け入れられないのは当然である。統計的にどのような結果が予測されるかではなく、自分の身体がどうなっていくかだけが関心事である。九九・九％の成功率の手術であっても、自分が〇・一％の失敗に該当するとなれば手術は受けないし、逆に自分のガンは免疫療法ではまず助からないと言われても、万一にも有効であることがあり、自分がよくなるのであれば、それを受けてみたいと考える。それが患者である。集合名詞で考える医師と固有名詞で考える患者とでは立ち位置そのものがかけ離れている。

患者の枠組みには具体的にどのような要素があるのだろうか。病気に対してどのような診療を欲するかは千差万別である。個人ごとに病気になったときの対処、行動は異なる。

健康問題に対する感受性

診療をしていると日常的に感じることであるが、おかれている医学的状況が同じであっても患者の求めることは驚くほどに違う。自分の身体を気にしていることは共通していても、対応の仕方は異なる。受療行動一つ見ても様々である。

特に病気を持たない人が風邪を引いたとする。多くの人は、無理をしないようにしてそのまま様子を見ようとする。薬局に行って風邪薬を飲んで早く治そうとする人がいる。かかりつけ医を受診する人もいる。いきなり大病院や、大学病院を受診する人も珍しくない。自分の健康問題に対する感受性が多様なのである。

狭心症と診断された患者に冠動脈硬化の治療の選択肢を示すことがある。症状があり、放置できない場合、治療の選択肢は胸を開いて行うバイパス手術、風船とステントを使うカテーテル・インターベンション治療、内服薬による薬物治療がある。いずれも生活習慣についての注意が必要であり、また基本的な薬の内服は必須である。そのうえで、動脈硬化の広がりが進んでいる場合は、バイパス手術を勧めることになる。最も確実で安全性が高いことが、多くのデータによって支えられているからである。ただし、カテーテル・インターベンション治療も安全性、確実性は高く入院期間が短い、繰り返しできる、胸を開かずに済む、傷が残らないなど、多くのメリットがある。その反面、繰り返しの検査、治療が必要となり、入院回数も多い。人によっては一度拡げた血管を繰り返し拡げ直すこともある。また生涯止めることのできない抗血小板薬の内服を強いられる。いくつものデメリットがある治療法である。薬物治療は痛い思いや怖い思いをしなくて済むが、ある程度動脈硬化が進んでいると、症状は十分に改善しないし生命を脅かす危険が残ることもある。

治療法の選択肢を示したとき、患者の反応も実に様々である。医師の勧めに従って、迷わず手術を選ぶ患者もいる。しかし、メリットとデメリットのバランスをいくら説いてもカテーテル・インターベンションを選ぶ患者が多い。手術にもカテーテル・インターベンションにも強く抵抗する患者も少なくない。そもそも治療が可能であることを話しても検査さえ拒否する患者がいる。

「頑固な患者」と「頑固な医師」

人間が自分の健康上の問題にどのように対処するかは個人の問題である。医師が医学的に最も適切と考えるのは、医師の枠組みから見た適切性であって、患者の意向はまた別のところにある。このことを理解していても、医師として、病状をよくしてあげることができるのに、その機会を逃しているように見えるのを残念に思うことが多い。ともすると、繰り返し積極的な治療を勧めることが多いが、それでも方針を受け入れてもらえないことはある。ある医師がそんな患者を「頑固な患者」と言うのを聞いたことがある。医師特有の驕《おご》りであるに違いない。頑固なのは実は医師の側だろう。

そんな医師は、患者が陰で「頑固な医師」と思っているかもしれない、などとは夢にも考えない。筆者自身も若い頃はそういった傾向が強かったように思う。最近は十分に話したうえで、希望しないことが分かると無理をしないで次善の対応を探る。時間をおくと考え方が変わることも多い。しかし、患者にとって最も適切と考える治療法を受け入れてもらえないとき、患者の利益を考えると釈然としない気持ちが残るのは事実である。他の医師も同じ思いをしているのではないか。

医師の論理と患者の希望

階段を上るときに胸が痛くて困るという患者を、医師は例えば、狭心症と診断して、動脈硬化に伴って起きる心臓の症状と捉え、その病態（病気の成り立ち）に基づいた治療を考える。しかし患者の事情は異なる。胸が痛いことで日常生活に支障がでて、現在や将来の健康に不安が募る。それを解決することが目的であって、原因が何であるかは大きな問題ではない。本人にとって重要なことは、症状がとれ、将来にわたる不安が解消し、最終的に自分が満足できることではないだろうか。普通は医師から納得がいく説明があり、多くの人が受けている治療を受け入れるものである。しかし人によってはその方法がカテーテル治療や薬物治療など「科学的な」根拠に基づいていてもいなくても、医師の勧めるものであってもなくてもよいのかもしれない。

患者にとっては結果がすべてであるが、結果は終わってみなければ分からない以上、その時点で自分にとって納得のいく方法が望ましいということになる。医師の治療を受けつつ、民間療法に頼る患者は珍しくない。医師はそれらの解決法を自身の依拠する医学と対立軸で考える。民間療法の大半は医療とは言えないものである。科学的な医療と相容《あいい》れない行為や身体に害を及ぼす治療は排除されねばならないが、患者の心情は大事である。患者の多様な価値観を斟酌《しんしゃく》し、尊重することも大事である。医師自身も自分や家族が病気になれば神社に行って回復の祈願をすることがある。

気功師

心筋梗塞による心原性ショックから昏睡《こんすい》に至った六六歳の患者がいた。家族に「あらゆる手だてを尽くしましたが時間の問題です」と宣告をしたところ、気功師を連れてきたいとの申しでがあった。同僚医師に相談したところ、多くは「病院として患者をお預かりした以上、医療になじまないので許可すべきでない」と言い、若い医師たちも冷淡だった。筆者も強い違和感と不快感を覚え、悩んだ。しかし本人は病気になる前から気功に興味を持っていたという。またもし、拒絶した場合に、家族はそのことを長く心にしこりとして持ち続けるかもしれない。結局「患者に触れない、周りに迷惑をかけない、医師が立ち会う」、という条件で希望をかなえて差し上げた。残念ながらこの患者は二日後に亡くなった。

医師の常識、医師の論理が、一般的な生活者としての患者の視点や感情からかけ離れている場合もある。人間の価値観は多様である。そのことを前提にすべきではあるが、日常医療の現場ではいろいろと難しい点があることを理解してもらえると思う。

生活の質

一方、医師の判断を聞いて、医師の勧めに従う患者は多い。さすがに「先生のご判断通りに治療を進めて下さい」と全面委任されることは少なくなったが、それでも地方で患者を診療するとその傾向が強い。どんなに時代が変わろうとも、患者の心のどこかにはパターナリスティックな医療を求めている部分があると思う。

慢性心不全は高齢者を中心に患者数が急増している病気である。この病気の治療の選択肢を通じて、治療法と生活の質の関係について考えてみたい。

慢性心不全には様々な治療があり、我々医師のカンファランスでは個々の患者にどの治療法を選択するか、しばしば長い議論が行われる。収縮する力が弱くなった心臓を休めながら収縮力を回復させる薬にβ《ベータ》遮断薬がある。我々が最も信頼をおく薬であるが、実は効果が表れるまで何ヶ月もかかることがある。徐々に薬を増やしていくが、血圧と脈拍を下げ、身体全体の代謝を下げる効果もあるため、人によってはだるい、ふらつく、手足が冷たい、など副作用に悩まされることがある。その代わり、うまく薬の量を増やすことができると、欧米のデータではあるが、五年以内に死亡する患者を三〇%も減らすことができる。うまくこの薬を増やすことができるかどうかは、医師と患者の共同作業であり、医師の技量にもかかっている。

また、重い慢性心不全の患者に在宅酸素療法を行うこともある。こちらはその晩から楽になる治療であり、日中も酸素を持ち歩けば、できなかった外出が可能となる人もある。ただ、寿命を延ばす効果はまずないといってよい。

さらに、入院した心不全の患者に強心剤を点滴する治療がある。患者の症状が劇的に改善する薬である。その意味では患者の生活の質は明らかに向上する。しかし、長期間にわたって強心剤を使い続けると寿命が縮まることが分かっている。重い心不全の治療には他にも、ペースメーカーの植え込み手術を行う方法もある。最近は人工心臓も進歩しているし、心臓移植を選ぶ人もいる。

これらの選択肢は医学的に検討されるものではあるが、患者にとっては自分の生活の中で得るものと、失うものがあり、治療法の選択は患者の生活や希望にかかっている部分が大きいのである。限られた生活時間であっても、少しでも活動性を保って生きていたい、という考え方もあろう。自分の家族や仕事のために、日常的に苦しいことがあっても少しでも長生きをしたいという選択もあろう。どうせ長くない命であれば、ホスピス的なケアを望むこともあろう。いずれにしても何らかの診療上の選択をした場合、その結果はすべてが患者自身に返ってくる。

かかる出費も大きな要素である。失神で搬送されてきた七八歳の女性に、突然死予防のため植え込み型除細動器の手術を勧めたところ、「私の命を救うために、五〇〇万もする器械を使っていただくのはお天道さまに申し訳ない」と言って泣かれたことがある。保険診療なので患者負担はほとんどないが、確かに器械の価格は五〇〇万円以上であり、ほとんどすべて公費で負担することになる。つましい生活をしてきたこの女性にとって五〇〇万という器械代は生活実感からすると途方もない額なのであろう。言葉のうえでこの患者を説得することはたやすい。結局手術をして元気に帰られたが、この人は生涯感謝の念とともに心に大きな負担感を持ち続けることになるのだろう。本人の心情を考えるとやるせない。

不整脈と抗凝固薬による治療

六四歳の男性患者である。以前から心房細動という不整脈があり、糖尿病や高血圧も合併していたのでワーファリンという抗凝固薬を使用していた。心房細動はときに心臓の中に血栓症を起こすことがある。血栓が頭に詰まって脳梗塞（脳塞栓《そくせん》）を起こす頻度は、この世代の患者で年間一・三％程度、高齢者では四・八％という統計がある。この頻度は決して低くないし、いったん脳梗塞を起こすと死に至らなくても麻痺が残るなど、生活の質は著しく低下する。リハビリ生活のため仕事も家事もままならないことが多い。小渕元首相の死亡原因も、野球の長嶋元監督が長い闘病を余儀なくされたのも同じ病気である。これを避けるために内服する薬がワーファリンである。薬を飲めば脳梗塞の発症リスクは五分の一程度とかなり減る。ただし、薬が効きすぎると身体の各所に出血を起こすことがあり、そのために入院が必要となることもある。服用中は一、二ヶ月ごとに血液の検査が必要になるし、納豆が食べられないといった食生活上の制限が加わる。さらに困ったことに、他の薬と飲み合わせが悪く、急に薬の効きが強くなって出血を起こすこともある。

この患者は脳梗塞予防のため長くワーファリンの内服を続けていて、それまで脳梗塞を起こすことなく経過していた。しかし運悪く胆嚢《たんのう》ガンが見つかった。すでに進行ガンで、骨に転移しているため、腹痛や腰痛がひどくなったことから診断された。根治的な治療は困難であることから、腫瘍の専門医との相談で対症療法のみを行って、恐らく数ヶ月と思われる残りの人生をおくるとの選択をしたところであった。この患者が鼻血が止まらなくなり救急外来を受診した。痛みに耐えかねて飲んだ鎮痛剤とワーファリンの相互作用で、血液の凝固力はほぼゼロの状態であった。あわてて止血の処置とワーファリンの中和薬を注射してその場は収まった。

問題はそのあとの対応である。若い主治医は診療ガイドラインや自分の経験をふまえて、鎮痛剤の内服を前提として、出血を避けるためにより厳密にワーファリンの量のコントロールを始めた。患者は医師の指示に従った。筆者はこの選択を疑問に思った。胆嚢ガンは手術も困難で、今後の見込みは残念ながら長くてあと一年である。その間根本的な治療はなく、痛みとの闘いになることが予想される。痛み止めを飲むことは避けられない。ワーファリンを飲んでいる状況で痛み止めを使うとまた出血の危険が避けられないということになる。出血すれば、また今回のように入院して残された人生はさらに短くなる。先に述べたように心房細動で脳塞栓が起きるリスクは一年で一％余り、逆に言えば九八％以上は起こさない。この患者は脳塞栓を避けるためワーファリンを飲むよりも、そのリスクを覚悟したうえで、ワーファリンを飲まず痛み止めを必要なときに必要なだけ使う方がよいのではないか。主治医はやはりガイドラインにこだわっていたが、患者とも相談して、ワーファリンの処方を止めることになった。

治療をする中で患者が何を得て、何を失うのか。一人一人の患者の全体像を見失うことなく、考えなければいけないと思った次第である。患者の側も単に医師の勧めに従うだけでなく、自分の人生にとって病気が持つ意味を考え、治療の目標を見定めて医師と一緒に、受けるべき治療法を考えることが大切である。

周囲の状況

治療の選択は医学的観点から規定され、また患者の希望や人生観から決定されることを述べてきたが、さらに社会によって制限される。医学的に必要でかつ患者が希望する治療があっても常に受けられるわけではない。極端な例は臓器移植である。心臓移植以外では救命できない患者がいて、医学的にも移植が必要とされ、患者や家族が真摯に移植を希望しても、脳死ドナーが出現しなければ移植はかなわない。その可能性は今の日本ではきわめて低い。海外での移植手術を選択する患者もいるが、一億円以上の現金を用意しないと受け入れてもらえない。特殊なガンに対して特効薬が開発されているが、高額で使えないという事態も最近増えている。

患者自身が希望しても、家族がどのように考えるかで対応は大きく異なってくるものである。医師は必ず患者と家族の両方に説明をして、合意を得た診療を行う。しかし両者で希望が異なることがしばしばある。家族が積極的になることもあるし、逆に患者自身が積極的に受けたいと思う治療法に家族が反対することも珍しくない。家計や家族の状況、年齢、住居、地域社会でのつき合い、利害が関係する人とのかかわりも影響する。

身近な人の受療体験は診療への行動を決める大きな要素となる。また、受診した病院によって、あるいは地域によって、受けられる治療は左右される。宗教上の理由によって輸血を拒絶する患者にも医師は適切な対応をしなければならない。医療保険、法律の制約もある。

患者の背景に配慮して診療方針を考えるといっても簡単ではない。一人の患者が検査や治療の方針を決めるのには、実に様々な要素が絡み合っており、医師の側もこんがらがった糸をほぐすように問題を解決する中で診療の方針を考えていかなければならない。さらに複雑なことに、病気は時々刻々と様相を変えていくし、それ以上に人間の心理は移ろいやすい。一回、二回の話し合いだけでは解決がつかないことも多い。「全人的医療」「患者本位の医療」と簡単に言っても現実は容易でない。

リスクの捉え方

最近は医療安全の考え方が広まったことや患者の権利を守るという考え方が普及してきたこともあり、診療に関するリスクを詳細に説明して、承諾してもらうことが習慣化してきた。例えば、「CT検査をすると、造影剤の副作用で〇・〇四％の確率で重い合併症が起こりますよ」といった具合である。「六〇歳で血圧が一五〇㎜Hgだと一〇年後までに脳卒中になるリスクが六％あります。この薬を飲めばそのリスクが五％に減ります。その際この薬で重篤な副作用はまず心配ありません」、そんな説明をする。もっと深刻な話では心臓のバイパス手術をする前に、「手術の死亡率が一％です」など、最近は数字をあげて話すようになってきた。ただ、そのリスクの捉え方や、数字の意味は同じ数字であっても医師と患者とで受け取り方が全く違う。さらに脳卒中になるリスクの頻度が理解できたとしても、それが「いつ」起きるかという問いに対して、医師は一切答えてくれない。

飛行機事故と宝くじの大当たり

尾藤誠司さんが編集した『医師アタマ』にこんなことが書いてある。「自分の乗る飛行機が落ちる確率は過小に評価し、宝くじが当たる確率は過大に評価する」（松村真司さん）。確率は非常に低いとはいっても飛行機が落ちることもあることを我々は知っている。しかし、確率が低いことの他に代えがたい利便性があることから、普通落ちるとは考えない。逆に、宝くじを買う人は確率が低いことを承知のうえで、「ひょっとして当たるんじゃないか、きっと当たるだろう」と考えて買うわけである。確率的に妥当な判断であろうか。調べてみた。

アメリカの国家運輸安全委員会（ＮＴＳＢ）によると、飛行機に乗って死亡事故に遭遇する確率は〇・〇〇〇九％であるという。三〇〇年以上毎日一回飛行機に乗ると一度事故に遭うことになる。一方宝くじで一億円の当たりくじがでる確率は一〇〇〇万本に一本で、〇・〇〇〇〇一％。すなわち実際には飛行機事故の方が一億円の当籤《とうせん》より九〇倍も確率が高いことになる。一〇〇万円の当籤確率にしても〇・〇〇二％であるから、それでも飛行機事故の二倍程度である。冷静に確率を考えれば宝くじは買わないのがまともな判断ではないだろうか。宝くじで一〇〇万円が当たる確率は満員の東京ドーム球場で飛んできた打球が自分に当たる確率に等しいといってよい。その話を誰かにしたところ「じゃあ私は当たるような気がする」と言ったのを聞いたことがある。人間の心理は複雑である。

いずれにしろ非常に少ない確率であっても、人間はだいたい都合のいいように考える。いいことはきっと起きる、悪いことはまず起きないだろう、と。

フレーミング効果

論理的には同じであっても、表現や状況の違いにより、その心理的な解釈の枠（フレーム）が違うと受け止め方は大きく違ってくる。このことは生存率と死亡率にも当てはまる。

ある人が肺ガンになり、手術をした。手術は無事に終了したが、医師は再発の危険を完全には除外できないと言う。五年後に生きている確率は七〇〜八〇％であると告げた。医師は希望を持たせようとして、あげた数字かもしれないが、患者は五年後に死んでしまう確率が二〇〜三〇％あると認識して、恐怖に怯《おび》えることになる。

検査や治療の危険性を説明するときも同様である。情報の伝わり方や相手の受け止め方は話し方一つで変わることが常である。つまり同じ数字を言ったとしても、それを伝える医師の価値判断が、大きな影響を与えることが多い。医師自身の考え方はニュアンスとして伝わってくる。「九九・九％安全ですよ」と強調するのと、「〇・一％死ぬかもしれませんよ」と言うのとでは、話し方のニュアンスによって、患者の受け止め方は大きく違ってくる。

もう一つ別の喩《たと》えがある。これも『医師アタマ』に紹介されている（新保卓郎さん）。コインを投げて裏か表を賭《か》けるとする。当たれば一〇〇万円もらえるが、ハズレると八〇万円払わなければならない。さて、どうするだろう。ハズレると八〇万円ということを考えて普通の人はやらない。ハズれたときのリスクが大きすぎる。でもその賭けをもし一〇回できると言われたらどうだろうか？　あるいは一〇〇〇回であったら。確率通りでいくと儲《もう》かる可能性が高い。当然賭ける人がでてくるであろう。

医師の考え方、立場は一〇〇回賭けられる方である。患者は一回しかできない立場ということになる。患者は高いリスクはかけられないけれど、医師は一〇〇人の患者を治療したときに、ほとんどの人がよくなればいいという考え方をするわけである。「一〇〇人やって一人悪くなっても九九人助けたい」とそういう考え方をする。一人のリスクをなくすために治療をやめてしまえば、九九人を助けられない。その一人を前もって特定することができないので、リスクを理解してもらって、受け入れられる患者に治療をすることになる。しかし患者は違う。自分がその一%に入るかどうかが問題であって、その意味では一%のリスクではなくて、五分五分といってよいのかもしれない。

リスクはつきものだし、たとえ確率が低くても避け得ない。実際多数の患者を診療すれば不可避的に起こるものである。こういった医師と患者の立場の違いからくる思考論理の違いというのは、結局相容れないものなのかもしれない。本書で繰り返し述べる文化の違いとはそんな意味あいが含まれる。そのあたりをお互いが認識したうえで、コミュニケーションやお互いの信頼関係の構築を考えていかなければならない。

違った時間が流れていく患者と医師

医師と患者には違った時間が流れていると思う。医師の時間は患者の病気がどれほど待てるか、あるいはどれほど急いで治療するかを基準に流れることがある。尾藤さんも著書の中で、「待てる、待てない」について論じている。筆者の経験から紹介しよう。

頭痛が始まって血圧を測ったところ二〇〇を超えていたと言って、繰り返し救急車に乗ってくる六〇歳の女性患者がいた。本人は両親とも脳卒中で亡くなっていて、普段から高血圧があるため、脳卒中が心配であった。さしたる頭痛でもないが数値を見てあわてて飛んでくる次第である。救急外来の医師の見立ては何もそれほどあわてる状況ではないし、症状からしてすぐにCTを撮影する必要もない。しかし患者にしてみれば、一分でも早く診てもらわなければと心配で仕方がない。診療の順番が待てない。当然医師と患者の会話はかみ合わない。

ある患者が検診でレントゲンをとったところ、肺に影が見つかった。呼吸器内科への受診を勧められて精密検査をしたところ肺ガンの疑いが濃いという。気管支内視鏡で調べましょうと言われ、その結果病理検査で肺ガンと診断された。医師は外科を紹介するので早く手術をしてもらいましょうと言う。一週間後に外科を受診する。医師はなるべく早い順番で手術の予定を入れますと言い、一ヶ月後にその予定が組めますと言う。検診から三ヶ月が経っており、さらに一ヶ月と言われて、あまりの遅さにガンが転移するのではないかと患者は絶望的な気分になる。医師の「それほど急ぐ必要がない」という言葉に嚙《か》みつくことになる。医師はそれでも一番早い順番で手術の予定を入れたことで、サービスしたつもりでいる。医師と患者の会話はかみ合わない。

出勤途上で胸が重く感じ、徒歩で外来受診した患者が急性心筋梗塞と判明した。直ちに治療することが患者の益になると考えて入院を勧めた。この病気の治療は受診から一時間以内のカテーテル治療が最良とされている。我々医師の切迫感は三〇分とか一時間単位での緊急度である。「今日は忙しいので明日ではダメですか？」というのはよくある患者の反応である。言葉を尽くして説明はするが、なかなか会話はかみ合わない。二週間の入院と聞いて「どうしても先に金魚にエサをやらないと死んでしまうから」と言って、カテーテル治療室の検査台の上から治療直前に帰っていった人もいた。

「少し様子を見ましょう」

一方、待つことが問題を解決することも多い。「少し様子を見ましょう」と言って時間をかける。その際、腕のよい医師は問題の性質や切迫度によって適切な待ち時間を設定する。時間単位で外来で様子を見るか、翌日の再診を指示するか、一週間後か、一ヶ月後か。実は患者が訴える多くの症状、病状は自律的に回復するものである。どの時点で積極的な診断的アプローチを始めるかは医師の経験に基づいた決断である。どんな処方よりも「時間」が有効な解決法となりうる症状も多い。例えば急性腰痛（ぎっくり腰）は、激烈な症状で発症するが、九〇%は二週間から一ヶ月以内に自然治癒する。原因が分からないことが多いし、診断をあえてつけなくても解決する。疼痛《とうつう》のコントロールで様子を見るわけであるがある。その中で医師が見落としてはならない疾患がでてくる。ガンや圧迫骨折、ヘルニア、感染症などである。経験のある医師は腰痛の中でいくつかの重要な徴候を見つけたときに短期的に診断に至るアプローチを始める。

一方患者はより早く、できればその場で問題を明確にすることを望む。「少し様子を見ましょう」という医師の言葉に納得しがたい思いがある。しかし、患者には医師とともに時間を分かちあう覚悟が求められる。結局ここでも患者と医師のコミュニケーションが解決の鍵となる。

経験の少ない医師ほど短い時間の中で患者の問題を解決しようとする。時間を味方につけることで医師の能力は向上する。先々の患者の病状を想像しながら診療できることは優れた医師の条件の一つと言える。医師は自分の経験の範囲で緊急度や診療の順序を考える。自分の現在の病状の心配しか頭にない患者と時間の流れ方が違ってくるのは当然である。

実診療時間と患者の満足度を調べた三重大学の竹村洋典さんによる研究がある。患者の感じる診療時間は、実時間よりも満足度に依存する。つまり、納得のいく診療を受ければ、実際の診療時間が短くても、満足度が高く、長く診てもらえたと錯覚するわけである。良好な患者―医師間のコミュニケーションが時間の流れに関する医師と患者間のギャップを埋めてくれる。

Ⅳ　患者の世界

患者の不安

人は身体に何か症状を感じ、あるいは検診などで異常を宣告され、健康について何らかの問題を持ったときにそれを解決するために医療機関を受診する。そんな患者が医療機関を受診するときの問題点の一つは、何が問題か分からないことにある。患者が健康に問題を感じて覚える基本的な感情は「不安」である。患者が持つ共通の思いは、深刻な病気ではないかという不安に加えて、どんな検査を受けることになるのか、どんな治療が待っているのか、今後の生活に影響しないかなど、見当がつかない不安である。

医療機関を受診する場合、まずどのようなサービスが受けられるのかが分からない。その先の展開が分からない。相手の医師が自分の問題を把握してくれるかどうか、問題に対して自分が期待する方向で解決してくれるかどうか、つらい検査を受けなければならないのではないかなど、数限りない不安の中で受診する。不安と期待が相半ばする。特に大病院を初めて受診する患者はなおさらである。

我々はデパートに行けばどこで何が売られているか知っている。レストランに行けばメニューを見て食べるものを決められる。ホテルに行けばどのようなサービスが受けられるか分かっている。身の程や懐具合にあったレストランやホテルを選択することができる。しかし病院にはメニューもないし、サービス内容の基準がない。料金表もない。病院を初めて受診するのに、財布にいくら用意すればよいのか見当がつかない。

腹痛が起きたときに、病院で何科を受診すればよいのか分からなくて困る患者は少なくない。東京医科歯科大学医学部附属病院で「腹痛」が関係する診療科は、消化器内科、消化器外科、肝胆膵外科、大腸肛門外科、周産期女性診療科、泌尿器科、腎臓内科、血管外科などきわめて多岐にわたる。すべての診療科で「腹痛」に関係する疾患の診療をしている。自分の症状に対して最も適切な病院を選択したのか、診療科はこれでよかったのか、どんな医師に診てもらえるのか、など心配は尽きない。おまけに基本的に患者は受け身である。医師を選ぶことも難しい。このような状況が健康問題の不安をさらに助長することになる。そのために受診をためらうことも多いのが現実である。

患者の主訴

患者が医師に受診の目的を話すことから患者―医師関係が始まる。患者が医師に語る受診の目的あるいは症状を、医師は「患者の訴え」とか「主訴」と言っている。これが医師の立場からすると「非科学的」であり、「非論理的」であることが多い。訴えは訴えであり、医師はそのまま受け取って判断をすべきなのであるが、医師は論理的で医学的な判断をすることを旨としている。そのため、筋の通らない、あるいは医学的に説明をつけにくい症状の訴えを聞くのが苦手である。

不定愁訴

医師が「訴えが多い患者」という言葉を使うことがある。前記のような「非論理的訴え」を「不定愁訴」ということもある。説明のつかない、かつ特定の病気や身体の異常に由来しない多様な症状のことを不定愁訴と呼ぶことが多い。

高安病《たかやすびょう》という比較的珍しい病気がある。大動脈炎症候群とも呼ばれる日本人が発見した病気である。膠原病《こうげんびょう》の一種で大動脈など太い血管に炎症を起こして血管が狭くなったり、詰まったり、逆に瘤《こぶ》のように膨らむことがある病気である。ほとんどの患者が女性であり、二〇歳前後で発症する。この病気は医師に説明が難しい様々な症状を生じる病気で「医師泣かせ」である。実際病気の症状がでてから何ヶ所も医療機関を受診しながら、何年にもわたって正しい診断がつかないことが多い。筆者の外来には、高安病の患者が多数通院してくる。今では一〇〇人をくだらない。多分世界一の数だと思う。モスクワからロシア人が訪ねてきたこともある。アメリカやドイツから定期受診する患者もいる。いろいろな患者を診てきた。

スポーツインストラクターのA子さん

以前に診察した二八歳のA子さんは、スポーツインストラクターをしていた元気な女性だった。半年ほど前から微熱がでて、身体がだるいと感じていた。その間、内科の医院や病院を受診しているが原因は不明とされた。そのうち右手がひどくだるくなり、ときに上腕に痛みを感ずるようになった。整形外科を受診したものの、よく分からないと言われて湿布を処方されて帰された。接骨院にも通って「背骨の矯正」を受けている。やがて右顎《あご》の下がうずくように痛み始めたため、歯科を受診した。「親知らずの生え方が悪い」ということで抜歯をされた。一向に症状はよくならない。そのうち、下痢をするようになって消化器内科を受診したところ「潰瘍性大腸炎」の疑いがあると言われ大病院に紹介された。大腸内視鏡を行っても診断がつかなかったところ、たまたまとった胸部CT写真で初めて高安病が疑われて、ようやく私の外来にたどり着いたという次第である。

診断が確定してから考えればすべての症状は高安病で説明がつくものである。丹念に話を聞いて、診察をして、頸部《けいぶ》に聴診器を当て、右手と左手の血圧をきちんと測定していれば診断がついたものである。左右上腕の血圧を測定するのは診察の基本であるが、A子さんは右腕を痛がっていたために、それまでどの医師も看護師も気の毒がって右腕の血圧を測らなかったという。高安病は別名「脈なし病」ともいわれ、手の脈が触れなくなることで有名な病気である。それでもA子さんは半年ほどで正しい診断を得、入院して特効薬の治療によってたちどころに痛みも熱もとれ、元気に外来に通院できるまでに回復した。

それまで診療してきた医師たちは「訴えの多い」A子さんをどのように感じていたのだ

ろうか。聞いたわけではないが、恐らく「不定愁訴」の多い女性と受け止めていたのではないか。若年女性が深刻な慢性疾患に罹患する頻度はきわめて低く、逆に医学的に説明のつかない様々な訴えをする場合が少なくない。医師が一度「不定愁訴」の多い患者、「訴えの多い」患者と受け止めてしまうと、医師は一種の思考停止に陥る。その患者が何を言ってもまともに受け止めなくなってしまうようになる。精神的なものでしょうと言ったり、中にはそんな症状は医学的に説明がつかないと冷たく突き放す医師もいる。

実際、人間は常に身体に異常を感じつつ生きているが、大半は医学的に説明のつかない症状といってもよい。「腹痛」で医療機関を受診しても八〇%は最終的に原因が分からないという統計がある。そのうちの多くは自然に回復する。様々な訴えの中から、本当に医学的に意味のある症状を見分けるのは実は簡単ではないのである。

高安病の「不定愁訴」

高安病の患者は様々な症状を訴える。「肩が凝る」「低気圧がくるととても調子が悪い」「吊革につかまるとめまいがする」「後ろを向くと気持ちが悪くなる」「洗濯物を干すと冷や汗がでる」などがよくある症状である。血管の詰まりで医学的に説明がつく症状もあるが、実は説明がつかない不定症状も多い。筆者は丹念に聞いて、分からないものは分からないとはっきり言うことにしている。ただ、「病気と関係ない症状です」とは決して言わない。医学が進歩する中で成り立ちが解明されることもあるし、患者の訴えを丹念に解析する中で新しい病気や病気の仕組みが明らかにされることもある。患者にとってみれば気にかかる症状を医師に聞いてもらったという満足感が得られるし、「よく分かりませんが、心配ないと思います」という言葉を聞いただけで症状がよくなることだってある。

めまい

「めまい」も医師泣かせの症状である。耳鼻科で診断される前庭性のめまいが多い。身体がぐるぐる回るようなめまいである。頻度が高いのは起立性低血圧という、立ちくらみ症状で、いわゆる「脳貧血」である。我々循環器内科の領域では不整脈が心配である。中高年の患者はめまいを感じると脳血管が詰まりかかっているのではないかと心配する。ただ、実際の多くはいわゆる不定愁訴で原因が分からない。「自律神経失調症」などとわけの分からない診断がつけられて終わっていることが多い。

「めまい」を繰り返し訴える七〇歳代の女性がいた。その患者は大変心配性で、内科、耳鼻科、脳外科を繰り返し受診して、ＭＲＩやＣＴ、二四時間心電図も何度もとってもらっている。どの病院でも「よく分かりません」「異常はありません」「また悪くなったらきてください」「心配なさそうです」といった調子でいつも冷たくあしらわれたと言う。その患者がたまたま内科を受診しているときにめまいの発作が起き、心電図をその場でとったところ脈拍が極端に少なく「洞不全症候群」と診断がついた。ペースメーカー手術が必要とされて筆者の外来に紹介になった次第である。患者曰《いわ》く「病名がついたら、とたんに先生方が親切にして下さいました」。「不定愁訴」に冷たいのが医師の習性なのかもしれない。検査で特定の疾患が診断されるとたんに患者扱いになる。あってはならないことであるが、実際にあった残念な話である。

「健康」と「病気」の境

誰しも人間は健康であることが本来の姿であると考えている。いったん病気になるとみな考えることは、この病気は治るか、治るとすればどれくらいで治るか、治るとして後遺症なく元の健康が取り戻せるか、元の生活に戻れるか、といったところが共通の心配である。特に病気が比較的急に発症した人はなおさらである。

それまで健康に何の不安もなかった五〇歳代の会社員が出勤途上に心筋梗塞になる、ということがよくある。救急車で運ばれて、医師が診断を告げ、これから直ちに緊急のカテーテル手術をするのが最善であると説明する。家族を呼ぶので連絡先を教えてほしいと聞かれる。「そんなに重症なのか」と一瞬これまで経験したことのない死の恐怖が頭をよぎる。次に考えることはその日、明日の仕事の段取りである。入院期間が一〇日ほどと聞いて暗い気分にはなるが、やがて早く病気をきちんと治して元の生活に戻ろうと事態を受け入れていく。身体に何本か管を入れられ、絶対安静です、と言われて自分が病気になったと自覚する。やがて患者は退院し元の生活に戻る。全く症状はないが、身体への自信を取り戻すことができない。無理をしようとしたときに不安がよぎる。酒を飲むにも勇気がいるようになる。定期的に病院を受診し、心電図や血液の検査を繰り返し、毎日薬を飲むことが義務になる。このような患者に「先生、私は病気なんでしょうか」と正面切って聞かれたことがある。返事に困る質問であったが、「病気かどうかは、本人の気の持ちようではないでしょうか」と答えた。

もっと慢性の病気ではどうだろうか。高安病はそれまで健康だった女性が罹患する。急性期には相当つらい思いをするが、診断がついて、二、三ヶ月の入院期間を経て元気になる。しかし、免疫抑制剤を飲み続けても、ときに再燃を繰り返す。「先生、この病気治りますか?」と必ず聞かれる。確かに一見炎症は治まっている。実は自然に治癒することもあるが、いつのことか分からない。相当長期間にわたって薬を飲み続ける必要がある。この人は健康とは言えないまでも、では病気かと聞かれると、医師にも判定がつかない。

では、症状がなくて本人が病気と自覚していなければ健康なのだろうか? 人間ドックで「健康です」と太鼓判を押された人が、次の日に急性心筋梗塞になることもある。心筋梗塞を起こす心臓の動脈硬化は検査をしても分からない。知らずに進んでいた病巣が突然破れて、血管内に血栓を作って心筋梗塞になる。ガンも同じで、何年にもわたって大きくなったガンが症状をもたらして医療機関で診断をされ、初めてガンと認識される。心筋梗塞にしてもガンにしても診断されたその日から「病気」になるわけである。発症するまで、あるいは診断されるまでこの人たちは果たして「健康」なのだろうか。

つまり、「健康」と「病気」には境目がないことが分かる。学生にこんな質問をすることがある。「『病気』の反対語は何か？」。ほとんどの学生は「健康」と答える。「じゃあ健康の反対語は何か？」とさらに聞くと、返答に詰まる学生。「健康の反対語は不健康だよ」と言うとみな困惑してしまう。要するに健康と病気は対立する概念ではない。病気でありながら健康である、という状態があってもかまわないことになる。

「健康おたく」

しかし、人はみな健康であることにこだわるし、「病気」を持っている人は健康を取り戻すことを願って治療を受ける。「健康」という医学的な状態があるわけではなく、強いて言えば疾患によって起きる症状がなく、心身ともに生活に困らない状態が「健康」なのではないだろうか。

「健康おたく」と言われる人たちがいる。マスコミで得られる健康情報を読みあさり、「健康によい」と言われることを極端に実践する人たちである。いろいろなタイプがあるが、健康食品やサプリメントに凝る人たちも多い。一般的には必ずしも悪いことではないが、度を超す人たちがいる。健康に程度はないと思うが、より健康になるためには何でもするという人たちである。そして行き着くところは不健康である。テレビでも有名な〇〇式健康法といわれる食事に凝って正直にそれに従った食事をした結果、数年後に脚気《かっけ》になって死にかけた女性を診たことがある。脚気はビタミン不足によって起こる病気で、一九五〇年頃まで日本人、特にかつての日本陸軍を悩ませた、心不全で死亡する病気である。臨床の現場から消え去って久しい。主治医のチームでは誰一人この病気を診たことがなかった。急性心不全としての治療に行き詰まって半ば匙《さじ》を投げかけたとき、半信半疑でビタミン薬（アリナミン）をこの女性に注射すると、劇的に改善され、救命できた。アリナミンはもともと脚気の特効薬として日本陸軍の依頼で開発された薬である。

また、この手の人たちをねらった健康ビジネスがあとを絶たない。新聞で若返り、健康増進をうたった「薬」の宣伝を見ない日はない。一大産業となっているらしい。さらに薬効のない薬による健康被害や詐欺事件も日常茶飯事である。人間が本能的に持つ健康志向を利用した、あこぎな商売である。

慢性疾患を持つこと

患者と話をしていると病気になって初めて持つ健康志向があることに気づく。自分が病気になったということを受け入れがたい人たちがいる。特に若い人に多い。「周りの人がみな健康なのになぜ自分だけがこんな身体に……」というのは自然な思いである。本来健康であるはずの自分と、病気を持った自分の心が一致しないのだと思う。アイデンティティ（心と現実の同一性）の問題である。ほとんどの人は時間の経過とともに事態を受け入れ、心が身体となじみ、前向きに病気との共存を始めることになる。

しかし、ときにどのように病気の状態を説明しても納得しない患者がいる。何度も同じことを繰り返し質問する。自分にとって都合のよい言葉を聞くまで引き下がらない。都合の悪い事態を受け入れがたい心情は察して余りあるが、身体の状態と心が一致しないのは周りから見ていても悲しい状況である。身体の不具合は本人の努力や意欲ではどうにもならないこともある。その心のギャップをうまく埋めるのも医師の大事な務めと自覚はしているが、現実はそう簡単ではない。

生活習慣病

生活習慣病という「病名」がある。かつては慢性成人病と呼ばれたが、一九九六年にかつての厚生省が「生活習慣病」という用語を使い始めた。生活習慣病には高血圧、動脈硬化、糖尿病、ガン、変形性関節症などが含まれている。考えてみると妙な用語である。脳血管疾患や心疾患のみならず、ガンまでが生活習慣病であるというのはなかなか受け入れがたい。酒もたばこもやらず健康的な食生活をしている人もガンになる。

これらの疾患になった人たちは生活習慣の「悪い」ことが原因であり、すなわち自己責任ということになる。「日頃の行いが悪い」ということに等しい。当然のことながら、人間の生老病死は必然であり、老化や加齢に伴って発症してくる疾患について、生活習慣を変えることで予防をするのはなかなか困難な部分も多い。問題は生活習慣をコントロールすれば常に健康でいられる、あるいは疾患を克服できるという考えを持つに至る人が少なからずいることである。中にはこれらの疾患を予防、改善するために極端な生活変容に走ったり、健康食品に頼ったりして、それがために逆に健康を損なう健常者もいる。

五〇歳代の男性が会社の健康診断で高血圧を指摘されて筆者の外来を受診した。大変まじめな方で、かつ病気のこともよく勉強している。大企業の幹部役員として、バリバリと仕事をしていた。確かに病院でも家庭での血圧も一八〇／一一〇㎜Hgといった値で、治療が不可欠である。まず生活習慣に気をつけるということで、二ヶ月ほど経過を見たが、一向に血圧は下がらない。リスクが高いので薬を飲みましょうと繰り返し勧めたが、「薬は一度始めるとやめられないので、悔しい。もう少し減塩と運動で頑張る」と言って聞かない。いつも「もう少し」ということが数ヶ月続いたところ、脳出血を起こしてあっという間に亡くなってしまった。私も残念で反省するところが大きかったが、「生活習慣病」という言葉がなければ、この患者も素直に薬を飲み、若すぎる死を予防できたかもしれない。

「生活習慣病」のキャンペーンは、厚生労働省の、疾患を予防して少しでも健康に長生きすることで国民の健康を守り、さらに医療費の増加に歯止めをかけたい、という思惑からでた施策に違いない。重要な施策であり、筆者も正しいキャンペーンだと思う。ただ、字義通り受け止めると大変なことになる場合もある。問題は受け止め方と利用法である。国民全体の健康と個々人の健康は別次元のこととして考えなければならない。

ドクターショッピング

逆の場合もある。四〇歳代後半の女性で、人一倍身体のことを心配する傾向の強い人がいた。胸に鈍痛を感ずるようになり、食事もしないのに胸が詰まった感じがする。更年期によくある症状である。自分は狭心症に違いないと心配が募った。新聞で「微小血管狭心症」というこの年代の女性に特有な狭心症があると知って、本人はそれに違いないと思い込んでいる。話を聞いて、筆者の経験から狭心症の症状ではないと判断した。運動負荷心電図などいくつかの検査をして、「心配な症状ではないからしばらく様子を見ましょう」と話した。症状が強ければ軽い精神安定剤を処方しましょう、あるいは婦人科でホルモン治療について相談したらどうかとも提案したが、どうしても納得してくれない。試験的に「微小血管狭心症」に有効な薬剤を処方したが、予想通り効かなかった。このような患者にはより負担の大きい冠動脈造影検査をせざるを得ないことがある。でないと、別の医療機関を同じ理由で受診する。その病院でも検査をしてくれないと、また別の病院を受診する。ドクターショッピングといわれる患者行動である。ただ、入院して検査をしても結局異常はない。逆に患者の希望に応じて安易に抗狭心症薬を処方する医師もいる。生涯にわたって薬を止められなくなる。世の健康志向、玉石混淆《こんこう》の医療情報の氾濫がもたらす現象と思われるが、本人の性格によるところもある。不幸な事態である。

この女性もその後外来にこなくなった。別の医療機関に行っている可能性は高い。

フラッシュバック

六〇歳代の女性が、最近手が痺れると言って受診した。診察をすると確かに異常があり、検査で後縦靭《じんたい》帯骨化症という診断がついた。患者は前に受けたむち打ち症の後遺症ではないかと言う。よく聞いてみると、タクシーに乗っていて追突され、むち打ち症になり、数ヶ月の通院治療が必要であった。いつのことかと聞くと三〇年前であると言う。どう考えてもこの病気と三〇年前の外傷とは関係ない。ただ、患者はそのときと症状も似ているので後遺症に違いないと思っているわけである。よく話をして、納得してくれたと思うが、被害感情というのはなかなか消えないものである。

ことに医療に伴って生じた健康問題についてはその傾向が強い。先に述べたように、高安病の患者は様々な医療機関を受診しても、なかなか診断がつかないものである。ほとんどが一〇歳代、二〇歳代の女性である。何年にもわたって不定愁訴と言われたり、気のせいにされたり、中には詐病とさえ言われたりする。医師の言葉で泣かされたり、ときには親にまで冷たくされたりすることもある。病気がつらいうえに、社会的にもつらい思いをする患者が少なくない。過去の医療体験を聞くと、とめどなく涙を流しながら話し始める患者を何人も診てきた。

この病気の患者で、なかなか医師の話を素直に受け入れてくれない人がいる。検査をする、薬を増やす、減らすなど、時間をかけてうまく説明をしないと納得してもらえない。一筋縄でいかない人たちが多い。不幸な医療体験を持つためではないだろうか。やはり過去の心のトラウマを引きずっている人たちである。説明をして納得してもらい、患者のためになる診療をすることが医師の仕事と思っているので、説明をするのは苦ではない。患者の医療体験や気持ちを察し、最善を尽くしてはいるが、ときに残念な思いもする。信頼に基づく患者―医師関係を築くことは難しい。

理由を求めたがる患者

誰でも急性の症状がでると原因を求めるものである。風邪を引けばしばらく前の行動を考える。下痢をすると最近食べたものを思いだしてみる。インフルエンザになればいつどこでうつされたか考える。胸が痛くなると、人によっては肺ガンを心配するし、人によっては心筋梗塞を心配する。症状や病気になった原因についての患者の受け止め方を「患者の解釈モデル」と言う。実は患者の解釈モデルと医師の診断が一致することはあまりない。そのことは後にⅦ章で述べる。

しかし、多くの病気の原因は分からない。遺伝性の病気や感染症などは原因を特定できる。加齢に伴って発症する病気や生活習慣病も原因を特定できないまでも、ある程度の蓋《がい》然《ぜん》性を持って病気になる。しかし、多くの慢性疾患はそうではない。

高安病の患者に、なぜ私がこの病気になったのでしょうと聞かれても答えようがない。高安病の患者は免疫抑制剤を飲んで病勢が治まる。ところが半数以上の患者が数年の間に突然病気(炎症)が再燃する。彼女たちのほとんどは病気であることを自覚し、年余にわたって生活を律し、薬を欠かさず、通院を欠かさず用心深く暮らしている。その中で再燃したときのショックは計り知れない。「こんなに注意して、きちんと薬も飲んでいるのになぜ再発したんでしょうか？」と必ず聞かれる。病気になって、心身ともにつらかったときのことがフラッシュバックすることもあるのだろう。

アレルギーや下痢、アルコールによる肝障害、薬の副作用などのように、原因を特定すればそれを避けることができる病気もある。その場合は原因を詮索《せんさく》することが予防や治療につながる。そんな場合を除けば、結局あれこれ原因を考えても得をすることはまずない。でありながら過去の行動を思い起こして後悔したがるのが人間の性《さが》である。

因果

病気の原因にしても症状にしても、医学的にはその原因を捉えられないことが多い。そのために、医師に何か聞いても納得のいかない返答をされることが少なくないはずである。また病気になった自分の身体と、健康であるはずの思いとが心の中で葛藤《かっとう》し、不安や不満を覚え、何かに原因を求めたくなる心情もよく分かる。

患者は明確な説明や病名を求めるものである。確かに原因を知ってこそ、得られる安心が存在する。因果に囚われるのは人間の性であろう。しかし、分からない原因を追い求めたり、意味のない後悔をしていても心が安らぐことはないであろう。病気であっても、健やかに暮らすことはできないだろうか。健康者の論理であると言われればそれまでであるが、そんなことを思うときがある。

身体だけでなく心を安らげることを援助するのも医師の務めである。医師の言葉には人の心を癒す特別な力がある。医師に話すことで、解決がつかなくても気持ちが楽になる心理がある。医師としては相づちを打って傾聴することで、患者の心が安らぐのなら嬉《うれ》しいことであるし、本来持っている職業上の務めが果たせたことにもなる。それを助けるのが医師と患者の間の信頼に基づいたコミュニケーションだと思う。

V　医師の世界

医師は理屈好き

医師は理屈が好きである。患者に病状の説明をするときも病気の成り立ちの話から始まって、なぜこのような症状がでるのか、どのようにしてその病気が他の臓器に悪影響を及ぼすのか、薬はどのようにして効くのかなど、くどいくらいに説明してくれるだろう。話の内容は難しいかもしれないが、たいていは理路整然として明快である。ところが、患者が自分の病状がどのようになっていくのか、薬や手術が自分に本当に有効なのか、入院や治療の期間はどのくらいに及ぶのか、といった「見込み」に関する質問をすると、とたんにその答えは曖昧《あいまい》になってくる。「〜の可能性が高い」「見込みとしては〜である」「確率は〜くらいでしょう」「まず問題ないと思います」「〜も否定はできませんね」「安全性は高いと思います」「有効性は〜くらいと言われています」といった歯切れの悪さは何に起因しているのだろうか。

そこには医学が本来持つ特質が深く関連している。

生物学と統計学で成り立つ医学

医学は科学である。自然科学である。したがって医学者は科学者であるといってよい。医学に基づいて診療する医師は科学に基づいて診療を行っている（つもりでいる）。医学が対象とする人間は一人一人に個体差があり、それぞれが異なった反応をする。同じ細菌に感染しても病気を発症する人、しない人がいる。発症した場合も症状が異なる。経過も治療への反応も様々である。医学は生物学と統計学から成り立っているといえよう。不確実性を基礎として成り立っている自然科学である。物理学や化学と同じように、実証科学でもある。再現性は重要であるが、その場合も統計学的な手法を用いた再現性でしかない。生物の持つ計り知れない多様性のために、究極的な真理に至ることは至難である。

医学研究では観察に基づいて仮説を立て、それを実証するために動物実験を行い、さらに臨床研究を行う。その結果を基にして新しい診断法、治療法、予防法が確立することになる。ここで大事なのは常に一〇〇％の結果は得られないということである。重要なのはその「差」であり、「差」は統計学をもって意味があるものかどうかが検証される。当然「例外的」な反応を示す個体が存在する。しかし学問としては「例外」でよいかもしれないが、臨床現場では、すべてが等しく人間であり、「例外的な」反応を示す患者を「例外」であるといって済ますことがあってはならない。

ゲノム（DNA＝遺伝子）の構造や配列が完全に解明されれば、多くの病気の原因が正確に分かるだろうと考えられた時代があった。二〇世紀後半に遺伝子医学が劇的に展開し、人間の全ゲノムが解析された。ゲノムの解析によって病気の成り立ち、治療に対する反応についての理解が大きく進歩したのは事実である。それから約一〇年が経つ。多くの遺伝病の原因はよく分かってきた。しかし、一般に見られる病気、生活習慣病、感染症や代謝疾患への個々の人間の反応の違い、薬に対する反応などゲノムの配列だけでは人間の多様性が説明できないことも明らかになってきた。それに伴って今度はエピジェネティックスという学問が新たに勃興《ぼっこう》してきた。ゲノムからの読みとり（翻訳）の多様性を研究する学問である。つまり同じ遺伝子配列があっても状況によって異なる反応が起きる仕組みについての研究である。今後もDNAの翻訳や環境とのかかわりを主として、発病のメカニズムの研究は進むと思われるが、それでも病気の発症を予測することは非常に難しいことであろう。

医師は個々の患者の今後の見通しについて確実な予測を立てることができない。できることは統計学的に示された経験的事実をもとに確率を示すだけである。医師はこのような生物学と統計学が渾然《こんぜん》一体となった学問体系を、医学生の時代から教えられ続ける。学問に対する興味に程度の差はあれ、どの医師もこの体系が骨の髄まで染みていると言ってよい。

「自律神経失調症」

現代医学の進歩に伴って、病気の成り立ち（病態生理）についてはかなりのことが分かってきた。医師は科学的に捉えた病態生理に添って患者の病状を把握しようと考える。病態生理こそが医師の判断のよりどころであり、そのことは医学生が学ぶ「医学」の中核である。そのため患者への説明は病態生理に基づいて行われる。理屈っぽいと患者が思うのはそのためである。医師にとっても、患者にとっても科学的に病気の成り立ちや薬の効用を知ることは大変重要なことである。しかし、この中で患者も医師も、ときに陥る誤りの一つは、医学が未熟であるにもかかわらず、その限界が分からなくなることであろう。

前章で述べた、めまいなどの「不定愁訴」の説明を患者に求められて、「自律神経失調症」と診断する医師がいる。「不定愁訴」の原因を病態生理の言葉で説明することができないため、苦し紛れに使う病態生理を装った「病名」と思われる。自律神経失調症という疾患が存在するか否かはここでは議論しないが、きわめて曖昧な概念である。分からないことは分からないとして説明するのが正しい判断だと思うが、実際には患者の心の中にもこのような病名を聞いて納得してしまう部分がある。

医学と天気予報

医学は発展途上の学問である。きわめて不確実な学問体系の中にあり、我々医師が見ているのは病気のごく一部にすぎないと思われる。

筆者の出身教室の大先輩である冲中重雄先生は名医、名医学者として尊崇を集めた医師である。冲中先生の遺稿に、天気予報と医学について書かれた短文がある。昭和三〇〜四〇年代で、天気予報が科学的な分析機器の進歩に伴って、的中率が向上してきた当時のことである。向上したとはいっても将来にわたって一〇〇％正確に予知することは困難であろう。そのことは複雑な生命現象と共通する。冲中先生は、「『全天体を知りつくすニュートンはいても、一本の草、一匹の虫の全貌を知りつくすニュートンはいないであろう』あるいは、『一匹のアメーバーは全天体よりも複雑で知りつくしがたい』というカントや天野貞祐の言葉を引用して、「生命全体はきわめて低級なものでも、物質の論理では知りつくし得ない。まして自然を超えて精神を宿す人間、その生理的な状態はもちろんそれが病的な状態にある場合、その全貌を知りつくすことは至難なことである」と述べている。医学の本質をついた名言である。

そのことに気づかない医師が多いように思う。例えば、「低気圧がくると身体がだるくて調子が悪い」ということを訴える高安病の患者がいる。現在の医学ではそれを説明することができない。だからといって、「そんなことは医学的にあり得ない」とか「理解できないことです」と患者に言うことは間違いであろう。症状は症状として受け止めるべきものである。分からないことを謙虚に受け止めることが何より大事であるし、患者を大切に診ていくことにつながる。医師は目の前にある科学としての医学の進歩に目が眩んでいると思えることがある。医師として三〇年余り人間の生命を見続けてきて、つくづく思うことは生命現象の複雑さであり、奥深さである。医学を学ぶ者として畏怖《いふ》の念を抱かざるを得ない。科学的に病気の成り立ちを明らかにすることに魅力を覚える一方、どこまで行っても解明され尽くされることなどないのではないかという畏《おそ》れを抱くことがある。患者が「気圧が下がると調子が悪い」と言ったときに、現代医学が説明する言葉を持たないだけで、実は立派な科学的根拠があるかもしれない、と考えることも重要である。

東日本大震災では、発生後に地震や原子力の専門家が「想定外」という発言を連発して顰蹙《ひんしゅく》をかった。専門家の知識や科学的な知見に限界があることを、科学者自身が認識していないことを物語っている。人間の身体はさらに複雑であり、診断や治療にあたって「想定外」の反応を観ることは日常茶飯事である。医師は、医学が未熟であり、限界があることを認識する謙虚さを、常に持っていなければならない。

科学も間違う

それでは医学において科学的に証明されていることが全部正しいかと言うと、それもあやしい。学問の進歩の中で、驚くような進展がある。例えば、慢性に経過する胃潰瘍の原因である。以前はストレスで起きる病気だと言われていたことがある。「ストレスにより胃粘膜の攻撃因子が増えて防御因子が弱り、その結果粘膜が削れてくる、それが胃潰瘍である」「心の治療をして、精神的安定や抗不安薬、あるいはカウンセリングが大事である」と言っていた医師もいた時代がある。ところが現在では胃潰瘍は感染症と認識されている。十二指腸潰瘍の九割、胃潰瘍の七割にヘリコバクター・ピロリ菌が関係している。抗生物質で除菌をすることで再発を防げる。ストレスは急性胃潰瘍の原因となることはあるが、慢性胃潰瘍については主たる原因ではない。一八〇度考え方が変わったと言ってよい。分からなかったことが、突然に分かることもあるし、急に考え方が逆転することがある。医学はそんなことの連続である。医学の歴史に偉大な足跡を残した医学者であり、教育者であったウイリアム・オスラー（William Osler）医師は「医学は不確実性の科学であり、可能性の芸術である」との言葉を残している。

民間療法

一般に医師は民間療法が嫌いである。サプリメントとか、××セラピーとか、〇〇式健康法とかである。通信販売で手に入れられる、ガンや老化に対する薬やサプリ、健康増進薬とされるものなども少なくない。実際にはガン患者の四割以上が、東洋医学や健康食品、免疫療法など、「補完代替医療」を利用している。患者は医師がこういった治療が好きでないことを承知している。普通、整形外科に通っていても鍼灸《しんきゅう》に通っていることを医師に言うことは少ない。内科の医師に「このサプリを飲んでいます」とは滅多に言わないし、ましてガン患者が気功師に施術を受けているとは決して言わない。薬の瓶を持参して「先生、こちらからでている薬と一緒に飲んでいいですか」と聞く患者がたまにいる。たいていは友達に勧められて使っているケースが多く、非常に高額である。

鍼灸など東洋医学の一部は科学的にも有効性が証明されているが、代替医療は有効性が示されていないものがほとんどである。医師がそういうものを受け入れないのは、我々が学んできた医学体系でその有効性が説明できないからであろう。しかし、科学的に証明されていないことが、間違っているという証拠にはならない。どう見てもあやしいと思われるサプリの中には、思わぬ健康障害を起こすものがあることも事実である。「効いた」という経験談のほとんどは心理的なもの（プラシーボ「偽薬」効果）であろう。現代医学そのものを拒絶したり、対立したりするような民間療法は排除されねばならない。しかし科学的に証明されていないからといって有効でないとするのは、医師の了簡《りょうけん》の狭さゆえではないだろうか。

ビタミンC不足が続くと壊血病になる。一五〜一七世紀の大航海時代に大問題になった病気である。しかし、当時の船乗りはレモンやライムをかじると予防ができることを知っていて、船に持ち込んだという。ビタミンCが発見される二〇〇年以上前のことである。当時は民間療法だったかもしれないが、今では立派な科学的医療である。

日本人が発見したサイトカインとペプチドホルモン

医師に多くを教えてくれるのはどんな教科書よりも患者自身である。そもそも新しい病気の発見は丁寧で丹念な病人の観察の積み重ねをもとになされてきたものである。オスラー医師の言葉に“Listen to the patient. He is telling you the diagnosis.”（患者さんに聞いてごらんなさい。彼が診断名を教えてくれますよ）というのがある。いつも学生に教えている言葉である。

前述の冲中重雄先生は、東大医学部での最終講義で「書かれた医学は過去の医学であり、目前に悩む患者の中に明日の医学の教科書の中身がある」と話したという。オスラー医師の言葉と同じで、患者の観察がいかに大事かということである。患者の示す病状こそが真理であり、医学はそれを説明するためにあると言ってよい。医学の進歩の源は病気そのものであるし、医師は患者が育てるものであるといっても過言ではない。

そんな実例をあげてみよう。心臓粘液腫という珍しいが有名な腫瘍がある。心臓の中に大きな塊を作る良性の腫瘍である。腫瘍としては不思議なところがあり、発熱や関節痛などリウマチのような症状が見られることがある。筆者は学生のときにそのことを疑問に思い、その理由を教官に聞いたことがある。教官は不機嫌な顔をして「そういうものなんだ」と言ってまともに取り合ってくれなかった。その後一〇年以上してインターロイキン六（IL-6）というサイトカイン（局所で働くホルモン）が発見され、その疑問が氷解する。IL-6は身体に炎症を引き起こす物質で、関節リウマチの諸症状に関係している。実は心臓の腫瘍がIL-6を作って血液に流していたのである。

発作的に頻脈を起こす不整脈がある。しばらく頻脈が続くと尿意を感じる患者が多い。専門医であればみな知っている症状である。全く原因が分からなかったが、これも心房性利尿ペプチド（ANP）という利尿ホルモンが頻脈発作時に心臓から分泌されることが発見されて、その理由が明快に説明された。いずれも日本人が発見したホルモンである。

今では当たり前のように科学的に説明できることが、一時代前にはミステリーのように不思議な現象として存在した。今なお人間の身体や病気にはミステリーが満ちあふれている。科学的に説明できない患者の病状に目を塞いだり、あるいはそのことに気づかない医師がいることは残念である。

治療をしたがる医師たち

治療の技術が進歩し、薬物だけでなくカテーテル治療、内視鏡手術など、かつて考えられなかったような方法での治療が可能となってきた。特に筆者が従事している心臓病の分野では、動脈硬化や不整脈に対する診断法、治療法の進歩が著しい。医師、特に専門医は個人の専門的な知識と技術が高まるほど、それを患者に使って上げたいという意欲が高まるものである。医師が基本的に思っていることは、患者のためになる医療をしたいということである。症状をとるだけでなく、患者自身は気がつかないが、将来に起こることが予見される障害まで含めて対応したいと考える。治療の動機は常に患者に対する善意に基づいており、純粋である。技術があるからそれをしたいとか、自分の地位向上や金儲けをねらって医療行為をしようとする医師は、映画やテレビの話を除けば皆無であろう。知識や技術を駆使して、少しでも患者の役に立ちたいと考えるのが専門医の習性といってよい。そのことの功罪を次に述べる。

医師の持つ「健康幻想」

本書では折にふれて患者の持つ「健康幻想」について述べている。ありもしない「理想的な健康」を目指して、あるいは「より健康になるために」医療を求める人が少なくない。

病気であること自体が「正常」でないと考えることも普通である。そのことは患者だけの思考ではない。医師も同じ感覚で診療の方針を立てる傾向がある。

診断技術が進歩したおかげで「病的な変化」を容易に見つけることができるようになった。しかし「異常」があることと、それを是正すべきかどうかは単純に決定することが困難な問題である。医師にとっては診療ガイドラインが整備されつつあり、どのような異常に対してどのような方法で治療するかについては学会などがある程度の指針を提示している。「異常」を持つ患者に対して我々医師は「治療の適応」を常に議論し、検討している。ガイドラインがすべての患者に当てはまるはずもなく、個々の患者ごとに検討をすることが必要だからである。特に、症状のない患者の治療が問題となる。ある男性が健康診断で心電図に異常が見つかり、心臓の動脈硬化が疑われる。ときに生命にかかわる病気であるからと、入院して精密検査を行う。冠動脈造影検査で実際に冠動脈に狭窄が見つかる。動脈硬化は加齢とともに進むものであるから、ある程度の年齢になれば狭窄が見つかることは珍しくない。現代の医療技術ではカテーテルを用いて狭窄を拡張することは容易である。問題は見つかったその狭窄を拡げるかどうかである。

普通の専門医はガイドラインや治療の指針を熟知しており、また治療の現状もエビデンスとしてよく勉強している。また当然のことながら患者の意志が尊重されねばならない。それでも個々の患者を前にしてグレーゾーン、すなわち治療の選択が医師の裁量にゆだねられる部分は少なくない。インフォームドコンセントと言いながら、説明の仕方によって患者の意志は変わってゆくものである。

専門医の判断は、往々にして「異常」を是正することが患者にとって益をもたらすという方向に傾くことが多い。狭い血管を放置したり不確実な薬物治療に頼ったりするより、積極的に血管を拡げた方が患者にプラスになると考えたくなる。簡単に言えば、見つかった異常は可能な限り正常に戻すことが患者の益につながるという気持ちが医師の心の中で働くわけである。その職業的確信は、患者の心に伝わっていく。かくして狭窄血管は拡げられることになる。専門医の習性と言ってよい。患者は当然ながら、「異常」が見つかれば心配であるし、処置によってそれを是正できることを知れば治療を望むのが自然である。

筆者自身も「狭い冠動脈をそのままにしておくと、やがてそこが詰まって心筋梗塞になるので、その予防のために拡げておきましょう」と言って、患者に治療を勧めた時代があった。二〇年以上前に筆者が当時PTCAと言われたカテーテル治療を始めた頃のことである。当時の医師はみなそれが正しいと信じていた。しかし医学の進歩はそのことを明確に否定するに至った。心筋梗塞は血管の狭くなっているところが詰まって起きるわけではないことが証明されている。今にして思えば、誤ったことを言って危険な治療を勧めていた時代があったといっても過言ではない。

冠動脈が狭いことによって狭心症や心不全などの症状を持つ患者に対して、カテーテル治療をすることが患者の益につながることに議論の余地は少ない。また、冠動脈の入り口の太い血管など、突然死につながりかねない狭窄は、症状の有無にかかわらず風船で拡げるか、バイパス手術をすることが最善である。筆者も積極的に治療を勧める。ところが、最近明らかになりつつあることは、症状のない冠動脈狭窄をカテーテルで治療しても寿命を延ばす効果は期待できないということである。狭心症の症状改善については、カテーテル治療は即効的な効果があることは確かであるが、治療後三年経てば、薬物治療を上回る恩恵がなくなる。

さらに、異常を直すことで新たな問題が発生することも少なくない。動脈を拡張したあとにはステントという金属の網を留置するのが一般的であるが、いったん最新のステントを植えると二度と取りだすことはできないし、再狭窄の心配があるため、繰り返し入院検査が必要となる。また、血栓予防のために生涯（死ぬまで）強力な抗血小板薬を飲み続ける必要がでてくる。薬を飲むこと自体はやむを得ないとしても、抗血小板薬を内服していると胃ガンや大腸ガンができたとき、あるいは前立腺ガンが疑われたときに、簡単に検査や治療ができなくなる。患者にとっては大きな問題である。このようなケースが急増している。日本では年間二〇万件以上の冠動脈カテーテル治療が行われているが、すべてが患者の益につながる治療なのであろうか。狭いところは拡げた方がよいと単純に考えて治療をする医師がいれば、その責任は大きい。

不整脈の治療が寿命を縮める

不整脈の治療でも同様のことがある。期外収縮という不整脈がある。健常人でもしばしば見られる一般的に害の少ない不整脈である。ただ、心筋梗塞のあとなど何らかの心臓障害を持っている人は、ときにこの期外収縮がきっかけとなって致死的な不整脈を誘発することがある。したがって患者に抗不整脈薬を投与することが行われてきた。一九八九年に発表された大規模臨床試験のキャスト（CAST＝Cardiac Arrhythmia Suppression Trial）報告がある。その結果は、薬物投与した患者では偽薬を投与した患者に比して死亡率が高かったという驚くべきものであった。この結果をもとに不整脈の薬物治療は大きな反省を強いられることになった。

キャストの発表以来二〇年が経過するが、それでも期外収縮に対して抗不整脈薬で治療をする医師は少なくない。大学病院に紹介されてくる多くの患者を診ると、薬の副作用の説明を十分に受けずに治療をされていることも多い。医師が、不整脈を治療せずに診ていることで不安になるから、抗不整脈薬で治療を始めることもあるのではないだろうか。患者も不整脈に有効な薬があると言われれば、それを飲んで脈を正常にしたくなるのが自然である。

生活の質を高める治療と病気の治療

かつての医療は救命、延命を目指して行われてきたし、その面で飛躍的に進歩し、成功を収めてきた。救命や延命だけでなく、日常の生活の質も著しく向上している。かつては手をだすことができなかった疾患の治療にも及んでいる。

一例をあげる。発作性上室性頻拍症という多くの人を悩ませている不整脈がある。何のきっかけもなく突然脈が正常の倍以上に速くなることで、激しい動悸《どうき》が始まる。ひどいときはめまいがしたり、しゃがみ込んだりすることもある。発作の頻度は人様々であり、続く時間もいろいろである。年に一回の人もいれば、毎日のように発作に悩まされる人もいる。繰り返し起こるようになると、いつ起こるかが予測できないため不安感の中での生活を余儀なくされる人もいる。他人には分かってもらえず、ときにノイローゼにさえなる。医師からは「不定愁訴」の多い患者と扱われて心療内科を紹介されたり、精神安定剤が処方されたりして、まともに取り合ってもらえず悩む患者も少なくない。筆者自身も発作的な動悸を訴え続ける四〇歳代の女性患者をパニック障害と診断して一年ほど治療を行ったことがある。この患者は性格的にいかにも神経質で、その訴え方も心気症的であった。二四時間心電図を繰り返しとっても異常が見つからず、何より、電車の中や人込みの中でしか症状が起きない、電車を降りると治る、という訴えだったことがパニック障害の診断の根拠となり、誤診に至った。

この不整脈の根治治療ができるようになった。それは、副伝導路といわれる電気回路を心臓の中で見つけて、高周波で焼き切るカテーテル治療（アブレーション）である。安全性は高く、成功率も非常に高い。患者はその日以降、発作と発作の不安から解放される。疾患の原因そのものを根治させることができる。患者への恩恵が大きく、現代医学の進歩の粋とも言える最先端治療である。筆者もこの不整脈を持つ人にはアブレーション治療を勧めているし、我々の循環器内科では年に二〇〇人以上のアブレーション治療をしている。患者の満足度も高い。治療する医師にとっても満足感、達成感の高い治療である。何より、「病態生理」に基づいて、きわめて科学的に開発された治療であり、治療方法が論理的、合理的であることも医師の満足感につながる要素である。

筆者が診ていた四〇歳代の女性は、あまりに患者の訴えが強いので、「じゃ一度念のため検査しましょう」ということで、入院してカテーテル検査をしたところ、発作性上室性頻拍症が証明され、その場で治療に成功し、完治した。

ただ、この不整脈は、特殊な例を除くと、この発作自体で命を落とすことはない。繰り返し発作が起きても、心臓の働きが悪くなるといったこともまずない不整脈である。ひどいときは目の前が暗くなるほどつらい発作のこともあるが、普通は自然に止まるし、病院に行けば注射で止めてくれる。とすると、この不整脈発作を起こすことは「病気」だろうか。「病気」と「健康」の境がきわめてあやふやであることは先に述べたが、この不整脈も治療が必要とはいえ、必ずしも病気とは言えないのではないだろうか。

変貌する医療の目的

となると、アブレーション治療の主な目的は「生活の質」の改善に他ならないということになる。不整脈に限らず、生活の質の改善を目標とする治療はどの臨床領域にも浸透してきている。関節手術などの整形外科的手術の多くや美容形成外科手術も目的は生活の質の改善にある。要するに医療行為の目標が、大きく拡大し、変貌してきているのである。

科学によって立つ医師は、「病態生理」（科学的に説明される病気の成り立ち）に基づいた病気の理解と治療こそが「望ましい」あるいは「正しい」医療である、という図式にはまってしまい、そこに自分たちの価値観や満足感を見出している面がある。このことは「異常の是正」が優先され、ときに患者の満足感や希望がなおざりにされかねないという危険につながっていく。

医療の目的は「人間を幸せにすること」にある

筆者は、医療の目的が「医療行為を通じて人間を幸せにすること」にあると思っている。医療機関にくる人を患者とするならば、「患者を幸せにすること」にこそ医療の目標がある。さらに言えば、健康問題や心身の問題へのアプローチを通じて患者の人生を少しでも豊かなものにできればそれでよい。患者によりよい人生をおくってもらいたい。不治の病、死にゆく患者に対しても同じアプローチが可能であると信じたい。それを達成するために救命的治療を図り、予防的治療を行い、生活の質の改善につながる医療や援助を行う。科学的根拠に基づいて行われる診療が最善であることを疑う余地はない。しかし、目的を達せられるなら方法論に優劣の差はないであろう。

患者の訴えと不安をとることが診療の目的の一つであるとなれば、動悸の原因が発作性上室性頻拍症であっても、パニック障害であっても、単なる神経質な性格に由来するものであっても、あるいは既知の「病態生理」に基づいていようと、そうでなかろうと同じはずである。薬効のない丸薬でも、医師が処方すれば痛みを治めることがある。偽薬効果であっても心理的効果であっても、症状が改善するのであれば、患者には、鎮痛剤を服用したことと変わりはない。「医療」とはそういうものではないだろうか。偽薬効果を排除しようとする「医学」との違いである。

診断名と治療へのアプローチが違うだけで、医師の意識は大きく変わってくる。その変化は当然患者への対応の違いとなって表れるものである。不定愁訴と判断していた患者が、実際には発作性上室性頻拍症である証拠を見出したとたん、患者への対応が変わる、といった状況をしばしば経験する。このことは、人間としての患者の存在より病態生理を中心に考えようとする医師としての驕りではないだろうか。

医師はどのようにして診断を誤るか

患者の症状の経過を踏まえて、医師はどのようにして診断をしているのだろうか。医師はどんなトレーニングを受けていても、経験が多かろうと少なかろうと、ある一定の手順で診断をする。患者の症状の経過と診察の所見をもとにいくつかの診断名を絞り込み、さらに検査を行って診断を詰めていくわけである。

例えば、四〇歳の男性が「みぞおちが痛い」との症状で診察にきたとする。この症状から医師が考えつく病気は、十二指腸潰瘍、胃潰瘍、食道炎、胆石、胆嚢炎、膵炎、胃ガン、虫垂炎、食中毒、便秘、狭心症、急性心筋梗塞、大動脈解離、単なるストレスなど、多岐にわたる。医師が知りたいことはいつから痛いのか、どのようなときに痛いのか、どうするとよくなるのか、どんな性質の痛みか、どれくらい続くのか、食事と関係するか、姿勢や呼吸に関係するか、どのような便がでるか、痛みはどこかにひびくか、これまでにかかった病気、家族の病気などであり、その辺を集中的に聞くことになる。この作業を我々は鑑別診断と呼んでいる。いくつか考えついた病気をさらに絞り込むために、身体の診察をして、必要に応じて腹部の超音波、胃内視鏡、検便、心電図、ＣＴ検査などを行っていくことになる。血液検査を行う場合も、よく考えて項目を取捨選択しなければならない。

一般的な病気で典型的な症状や特徴的な診察所見が見られる場合、診断に至るのは難しくない。しかし症状や検査値が常に典型的であるとは限らない。しかも、この診断の過程は常に論理的に行われるとは限らない。そのために判断ミスを起こすことも少なくない。

知識偏在型誤診

経験の少ない医師の頼るところは習った知識である。知識が不足していて正しい判断ができないことがあるのは当然である。診断を誤るというより、医師としての能力不足と言わざるを得ない。それとは別に経験不足の医師にしばしば起こる問題は知識の偏在である。例えば、外来に二〇歳の女性が「手が震えて困る」と言って来院する。まず甲状腺機能亢進症《こうしんしょう》（バセドー病）ではないかと考える医師が多い。診察に自信がないと、検査に進むことになる。血液検査などフルセットの検査をオーダーすることになる。バセドー病は医師にとっても学生にとっても非常になじみのある疾患である。若い女性に多く、特徴的で目立ちやすい症状が多い。手の震えもしかりである。いきおい若い女性が「手が震える」となると、まずこの疾患から考えてしまうことになる。

ところが若い女性の「震え」の原因で最も多いのは、精神的緊張やストレスからくるものである。よくよく話を聞いて丁寧に診察をすればほぼ診断がつくものである。こういった見立ての誤りは知識の偏在からくるものであり、患者には無駄な検査と無用な不安を強いることになる。

さらに困ったことに、検査をしてバセドー病が否定されると、「バセドー病ではないので心配いりません」という対応をする医師がいる。そもそも患者の問題は「手の震え」だったはずであり、バセドー病かどうかは医師が自分で勝手に設定した問題である。よく医師の中で起きる問題のすり替えである。

循環器内科でよくある同様の問題は、「胸痛」である。胸痛を心配して受診した患者に、狭心症が心配ですと言って、入院が必要な冠動脈造影検査を行い、異常が見あたらないと、患者に「心配いりません」とする対応である。胸痛の原因としては狭心症の頻度が高く、治療が可能であり、見逃した場合にその後の経過に問題があることから、医師が狭心症を心配することは当然である。しかし、もともと患者が心配していた胸痛の問題が解決されたわけではない。原因が分かったわけでもない。その矛盾を指摘しても、医師自身がどこに問題があるか分からないことさえある。誤診とは言えないが、医師が患者の問題を取り違えた判断ミスといってもよい。

シマウマ探し

遠くで蹄《ひづめ》で走る音が聞こえたとする。何がいるか？　まず思い浮かべるのは、馬であろう。ところがある人は「いやシマウマだと思う」と言う。確かにシマウマでないとは言えないが、まず、めったにいないシマウマよりも馬から考えるのが常道であろう。頻度順を無視し、きわめて珍しい病気から思いだして診断を考えることを「シマウマ探し」と呼んでいる。アメリカの医学教育で使われる用語である。

筆者の演習で医学生に、「三五歳でそれまで特に病歴のない元気だった主婦がある日、腰痛とともに突然の高熱を発した」、まずどんな病気だと考えるか、と質問することがある。ある医学生はしばらく考え込んだ後に「白血病です」と答えた。答えを聞いて愕然《がくぜん》とした。こちらの期待していた答えは急性腎盂《じんう》腎炎である。白血病は非常に有名な病気であるが、頻度は少ない疾患である。筆者は内科の外来を三〇年以上経験しているが、初診の患者で白血病と診断したことは実はこれまでに二回しかない。また腰痛、発熱という症状からは白血病との間に大きなギャップがある。この医学生がどのような思考の後に白血病という判断に至ったかは省くが、「シマウマ探し」であることに違いない。

医学生は医学部入試という難関をくぐってきた受験戦争の勝者である。彼らはそれなりの受験テクニックと他の学生にはない能力を持っている。最難関の試験に合格するために必要なのは、まず人が知らないことを知っていること、さらに出題者の意図をくみ取るテクニックを持っていることである。「白血病」と答えた医学生は受験戦争を勝ち抜いた成功体験から抜けきれずにいるのであろう。医学生のみならず医師にもこのような知識先行タイプの秀才がいる。この人たちは試験には強く、また議論も上手で周りの賞賛を集めることはあるが、残念ながら臨床現場で役に立つとは限らない。

シャルコー・マリー・ツース病

こういった医学生が育つのは何も受験制度やその資質の問題だけではなく、医学教育そのものにも責任がある。医学部で学生に教えるのは基本的に「医学」である。「医術」でもなければ「医療」でもない。最近は現実に即した医療技術も教えることが多くなったが、原則的に学問体系としての「医学」を教えていることに変わりはない。そのため、病気や症状の頻度はなおざりにされ、学問的に意義のある病気やその成り立ちが講義の中心となる。普通の医師であれば、まず一生診療することがないと思われる難病や遺伝性の病気に多くの時間を費やして教えていることが多い。

例えば、シャルコー・マリー・ツース病という神経の難病がある。ある医学部の授業では一時間をかけてこの疾患の講義をしている。確かにこの疾患に苦しんでいる患者もおり、また神経障害の仕組みを理解するうえでも大事な疾患と思われる。とはいっても一〇万人に三人ほどの大変まれな遺伝疾患である。筆者自身、三〇年間大学病院の内科に勤務しているが、一度もこの病気の患者を診たことがない。神経病学的にも研究面でも大変興味ある疾患である。教える側も専門家で、熱を込めて話すので医学生は興味を持つ。講義時間が沢山あればそれでよいが、そうはいかない。筆者が心筋梗塞について講義する時間も実は同じ一時間である。心筋梗塞は、どの救急病院にも毎日新しい患者が搬送される日本人の代表的な死亡原因である。医学生の頭の中の引きだしには、シャルコー・マリー・ツース病と心筋梗塞が同じスペースを占めてインプットされることになる。

さらに有病率の高い感冒については恐らく大学では教えていない。「発熱」は外来を受診する患者の最も多い症状の一つである。意外と思われるかもしれないが、これについても系統立てて教えられていない。このような偏った教育を受けている医学生が、「高熱、腰痛」と聞いて、白血病というシマウマを探しだすのも、むべなるかなであろう。日本の大学医学部が、学問優先で実際の臨床に即した教育が二の次にされていることが診断を誤ることの原因の一つである。

つまり、医学生の頭の中で特定の疾患の占める割合が、現実の世界に存在する疾患の頻度からかけ離れて「いびつ」になって存在することが誤診につながっていくわけである。しかし、頭の中がいびつなのは医学生だけではなく、経験豊富な医師も同じことである。それぞれの医師は医師ごとに違った時代に、違った病院で、違った患者を体験して成長している。医師の思考過程は個人の体験に強く影響されることになる。そのことを次に述べる。

ヒューリスティック思考

ヒューリスティック思考とは、経験則あるいは思いつきによって判断をすることである。

ギリシャ時代にアルキメデスが風呂に入って「アルキメデスの原理」を思いついたときの逸話がある。アルキメデスが裸で風呂から飛びだし、"Eureka"(分かった)と叫んで走りだしたのがその語源とされている。経験ある医師の判断のほとんどは、実はヒューリスティックに思いつくものである。

それまで特別に病気をしたことがない若い女性が突然に高熱を発して、腰を痛がっている、という先に述べた状況を見ると、まずは急性腎盂腎炎を考えて、必要な尿検査を行うといった具合である。一般に見られる診療の場面で、ほとんどの場合はこれで正しい判断に至る。まずは頻度の高い病気を考えるのが常道であり、それで間違うことは少ない。

しかし思いつき思考は実はいい加減であり、論理的思考とは違う。医師はそれぞれ異なった経験をしていることから、判断も医師によって変わってしまうことが多い。先に紹介した「みぞおちが痛い」と訴えてきた患者を医師が診たとしよう。その医師が消化器内科の専門医であると、経験から消化性潰瘍を考え、内視鏡検査から行う。消化器外科医が同じ患者を診ると、胆石や胆管炎を考えてまず腹部エコーを行おうとする。循環器内科医の場合は、まず心筋梗塞を否定するために心電図から検査を始める、といったことは日常見られることである。

この場合、事前に立てた診断の仮説が間違っていると、検査結果の判断にもバイアスがかかってくる。胆嚢炎でなくても胆石を持っている患者は珍しくないし、以前に心筋梗塞になったことがあって、心電図にそれを反映する変化が残っている患者が、実は胆管炎であることもある。いったん先入観を持って検査を行うと、簡単に誤った方向に診断が流れてしまう。ヒューリスティック思考のもたらす判断の誤りである。

どんな医師でも強い印象を持った症例というのがある。診断に失敗した例では二度と誤らないようにと、ついつい無駄な検査をしてしまう。特殊な疾患を見つけられたという成功体験に固着することもある。急性心筋炎という病気がある。普通の感冒から心臓に炎症が及ぶことによって起きる非常に頻度の低い病気である。珍しいうえに診断が難しい。しかしときに死に至る疾患である。ある開業医が沢山の感冒患者を診る中で、胸の痛みを訴える患者がいて、心電図をとったことから急性心筋炎と診断した。大学病院に患者を紹介して非常に褒められた。それ以来その医師は、特に疑わしいことがなくても感冒の患者に心電図をとり血液検査をするようになった。成功体験のために適切な判断がなされずに余分な検査をしたわけである。これもヒューリスティック思考がもたらした判断ミスである。

ここまで医師の判断の過程について述べてきたのは、医師の診断や判断の過程がきわめて複雑であり、論理的な部分、非論理的な部分が渾然一体とした作業であることを知ってもらうためである。診断に際しては、さらに医師と患者の両者が人間として織りなす共同的な作業が加わってくる。しかも、患者はときに、意図的にあるいは無意識に症状を強調したり、逆に隠したりする。重大な病気と宣告されることが怖いために、あるいは検査が怖いために、症状を過小に申告することもしばしば経験する。さらに、時間とともに病状や患者の心理は移ろっていく。

診断や検査の選択は専ら医師に任された高度な医療技術である。単に頻度が多い順に診断をしていればよいわけではない。緊急な処置を必要とする病気がある。緊急性はないが、見落とすと患者に重大な影響が及ぶ病気もある。

胸が痛いという症状がでたとする。頻度的に最も多いのは、肋間《ろっかん》神経痛や胸部の筋肉痛である。これはよく話を聞けば診断がつくので、特別に検査をする必要がないし、仮に診断できなくても害は少ない。同じ胸痛でも肺血栓塞栓症（エコノミー症候群）は滅多にない病気である。しかし、緊急に入院をしてカテーテルによる治療が必要となることがある。珍しいからといって見逃してはならない。肺ガンも胸の痛みで発病することがある。肺ガンは胸痛の患者の中で占める頻度は決して多くないし、緊急な処置が必要となるわけでもない。しかし見落とした場合の影響は重大である。

なぜコンピュータに臨床診断ができないのか

経験の多い医師は、これらの要素を勘案して常に最適な判断をしようとする。膨大な知識と経験を背景に医師はきわめて複雑な判断をしていることになる。世はＩＴ時代であり、コンピュータで何でもできる時代になっているが、臨床診断に使える信頼に足るソフトは未だ存在しない。医学的な判断がヒューリスティックな判断、論理的な判断、頻度、緊急性、重大性、時間による変化など複雑な要素を頭の中でこなしているからであり、コンピュータソフトがまだまねのできない領域だからであろう。

臨床診断がコンピュータになじまないことのもう一つの大きな理由は、正確な症状や経過程に関する情報が医師と患者のコミュニケーションの中で確認されていくことによっている。コンピュータに一問一答式に入力される情報では正しい診断には至らない。それに加えて患者の表情、仕草、話し方など非言語的な部分も含めてすべての情報を織り込んで診断に至るわけである。ときには患者の「嘘」を見破らなければならないことだってある。まさに診療に必要な情報は人間的なアナログ情報そのものなのである。当然その複雑な過程には医師と患者が人間同士として織りなす心理的な変化が絡んでくる。

医師との対話はそれだけで患者の心を癒す力がある。コミュニケーションそのものが治療手段にもなる。コンピュータが診断を下して、治療法を決める時代は当分こないと思われるし、筆者はそんな時代に医師をしていたくない。患者は適切で満足のいく診療を受けるために、そのことを知り、また医師の考え方についても知っておくとよいのではないか。

Ⅵ　科学的根拠に基づいて行う医療の功罪

エビデンスに基づく診療

前章で述べたように我々医師の準拠するところは基本的に科学であり、科学的根拠に基づいて論理的に行われる医療が「正しい」医療である。現代医学は「非科学的」な部分を徹底的に排除することで、大きな発展を遂げたといっても過言ではない。かつて行われてきた医療は経験に基づいている部分が大きく、主観的に医師の裁量に流されることがあり、ときに間違うと言われるようになった。そこでより科学的に実証された証拠に基づいた治療をする方向に急速に変化してきている。その科学的根拠のことを「エビデンス」という。最近の臨床研究の中心である。学会でも病院内のカンファランスにおいても常に話題になるのが、「どのようなエビデンスに基づいて治療を行うか」である。

エビデンスとは

より客観的に、科学的に証明されたデータ、すなわちエビデンスに基づいて行われる診療行為をエビデンスに立脚した医療（EBM＝Evidence-based Medicine）という。患者に可

表3　EBMの4つのステップ

①個別の患者の臨床上の問題点を抽出する。
②その問題点を扱った最新最良のエビデンスを検索する。
③得られたエビデンスの妥当性、重要性を批判的に評価する。
④そのエビデンスを該当する患者に適用できるかを判断する。

能な治療上の選択肢を提示して、理解をしてもらったうえで、その得失についてエビデンスを示し、患者が選択する、というのがEBMの目指すところであり、インフォームドコンセントの目指すところである。患者の希望とEBMに基づき、医師と患者が共同して診療上の決定を行うという考え方である。エビデンスが豊富な治療を行うべきであることは現代の医師の共通の認識である。特に若手の医師にはEBMを重視する傾向が強い。医学部教育の中でもその方法論について時間をかけて教えるようになった。

EBMが世の中に広がったのは、一九九五年のサケット（Sackett）という学者の発表に端を発している。サケットによるEBMの定義は、「最新で最良のエビデンス（情報、証拠）を良心的に、正しく理解したうえで、慎重に個々の患者に対して臨床決断を下すこと」である。EBMの実施は前ページの表3に示した四つのステップをふむ。

サケットは、基礎科学をふまえあらゆる知識を総動員して、個々の患者に最適の医療を提供することがEBMであると提唱している。しかし、エビデンスは特定の集団での検討から統計処理で得られたデータであり、個々の患者の問題や医師の経験を無視しているという批判がある。それを避けるためには先のステップ4を厳密に行うことが重要である。EBMの問題点として認識していかなければならない大事な要素である。医師だけでなく、患者もよい点、悪い点を合わせて、EBMの本質を理解していることが大事である。

労作性狭心症《ろうさ》の治療のエビデンス

労作性狭心症という病気がある。心臓の冠動脈の動脈硬化により血管が狭窄するために起きる病気である。

この病気に悩む人の数は非常に多く、その成り立ちがよく分かってきており、技術が進歩したこともあって、治療法も複数あり、それぞれに有効である。労作性狭心症には、大きく分けて三つの治療法があることはV章に述べた通りである。薬による内科的治療、風船とステント（金属の網）を使ったカテーテル・インターベンション治療、それに胸を開いて行うバイパス手術である。この他にも新しい治療法として再生治療や衝撃波による治療も報告されているが、まだまだ一般的ではない。

さて、沢山の治療法があることを反映して、労作性狭心症の治療の得失に関するエビデンスも多い。薬も、カテーテル・インターベンション治療の器具も、手術の手技もどんどん進歩するので、エビデンスも常に更新されていく。バイパス手術とカテーテル・インターベンション治療のどちらを選択しても、生存率に大きな差はない。術後五年以上で見ると、バイパス手術の方が生存率は若干高く、繰り返し治療が必要となる可能性はカテーテル・インターベンション治療の方が高い。

カレッジ（COURAGE）試験といわれる最近のエビデンスは、最適な内科治療にカテーテル・インターベンション治療を加えても五年後の心事故（心筋梗塞の発生や死亡）が減るわけではないというものである。積極的に狭窄を拡げる治療をしても、薬物療法を行った場合と寿命に変わりがないという結果であったため、アメリカでも日本でも医師に大きなインパクトを与え、治療の選択に多大な影響を与えた。さらに症状についても治療開始初期はカテーテル・インターベンション治療の方が有効であるものの、その差は三年経つとなくなる。その結果、アメリカではステント治療の件数が一〇％も減った。

ただ、いったんそれまでの常識を変えるようなエビデンスが発表されると、それに対して多くの議論がなされる。研究の対象になった症例の選択が適切か、実際に臨床の現場で見られる患者の実情（リアルワールドと呼ばれる）を反映しているのか、カテーテル・インターベンション治療の方法は妥当だったのかなどなど、おびただしい議論がなされる。「リアルワールド」という言葉は興味深い。すなわち医師自身が臨床研究の背景が現実の臨床現場を反映していない可能性があることを認めていることであり、一般の感覚では理解しがたい概念であろう。

大規模臨床研究

心不全でも不整脈でもこのような診療上のエビデンスが非常に多く、また次々に更新されていくのが現状である。恐らく、患者数が多いことや薬や治療器具などの選択肢が非常に沢山あり、診療の体系が複雑であることがその理由であろう。多くの製薬企業や医療機器企業がしのぎを削っていることも関係しているかもしれない。このような臨床上のエビデンスが確立するための研究手法を大規模臨床試験（研究）という。数千人、場合によっては一万人以上の患者に診療上の比較調査を行って、特定の治療法の優劣を検討する臨床研究である。厳密な計画に基づいて倫理的な配慮のもとに行われ、統計学的な処理によって優劣や有効性、安全性が検討される。

心不全は罹患すると経過が悪く、死亡率の高い疾患である。一九九〇年代に行われたアメリカのマサチューセッツ州フラミンガムという都市での疫学研究では、心不全発症後五年間の死亡率が男性で五九％、女性が四五％であるとされた。日本ではそれより死亡率は低く、二〇〇四年に北海道大学の筒井裕之さんが行った疫学研究（J-CARE-General）では、一年半後の死亡率が六・三％と報告されている。しかもそのうち明らかに心臓病が原因で死亡した人は、その三分の一である。

心不全の治療は大きく進歩しており、それは数多くなされてきた大規模臨床研究に支え

図6　コンセンサス(CONSENSUS)で発表された心不全患者の死亡率とエナラプリルの効果

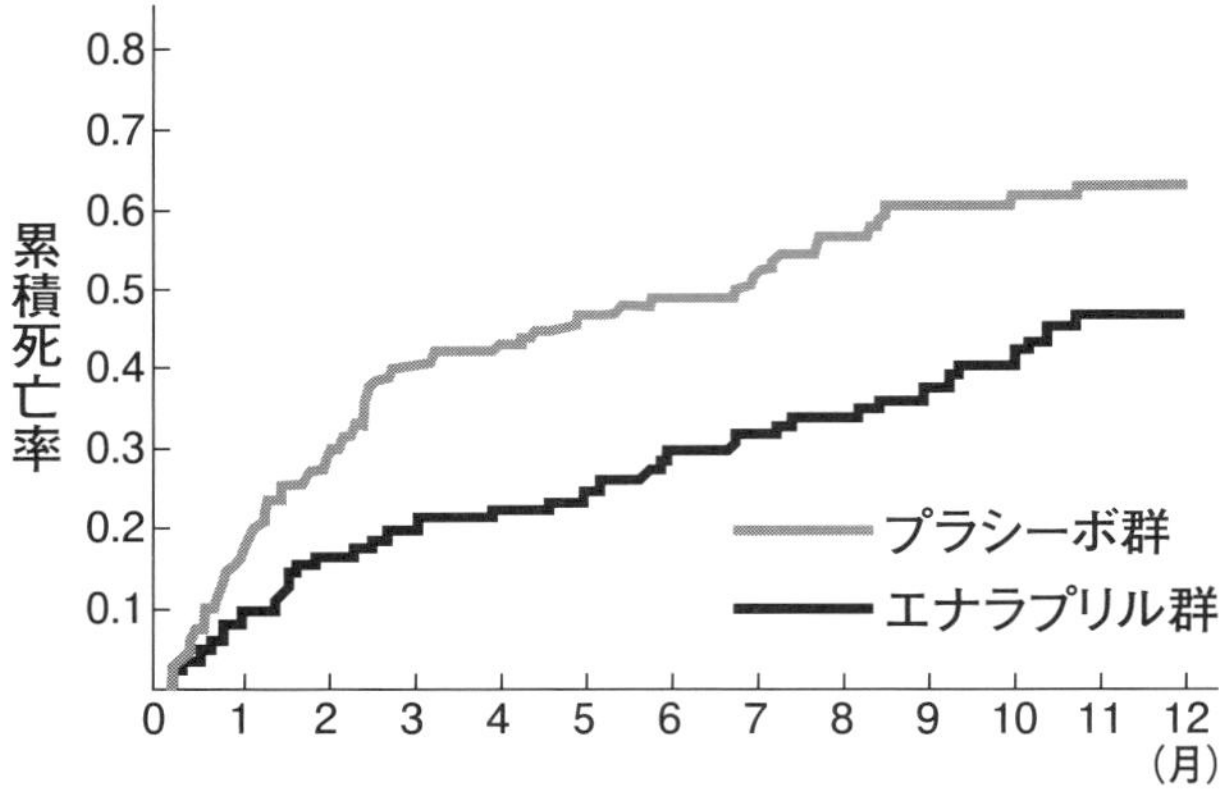

(CONSENSUS Study Group:New England Journal of Medicine,1987)

プラシーボ（偽薬）に比べて、エナラプリルを内服した患者で死亡率が大きく減少している。

られている。近年で最も大きな進歩は高血圧の薬として開発されたACE阻害薬のエナラプリルを服用することで死亡率が減ることを証明したコンセンサス（CONSENSUS）といわれる臨床研究であった。これは一九八七年に発表された。画期的な発表であり、患者に大きな福音を与えた。

心不全の治療目標は、（1）生命の延長、（2）心不全症状の軽減、（3）生活の質や運動能力の改善に絞られる。医師の立場からはこれに（4）検査値の改善が加わる。その当時盛んに開発されていた経口強心薬の多くは、心不全による症状は軽減するが長期的な生存率が悪化したために開発が中止された。患者に有効なはずの治療が逆に寿命を縮めることを示したエビデンスである。

高血圧でも脂質異常症（高脂血症）でも、最近はどれだけ数値を安全に下げられるかだけではなく、どの薬が最も脳卒中、心臓病、腎臓病の発症を予防するか、つまり元気に長生きできることを可能とするかを目的とした研究が進められるようになった。

大規模臨床研究が医師の予想しない結果をもたらすこともある。V章で述べたキャストの報告はその好例である。心筋梗塞後の不整脈に対して抗不整脈薬を投与すると、偽薬群に比して死亡率が高いことが明らかにされ、研究は途中で中止された。抗不整脈薬の投与によって不整脈を減らすことが、かえって寿命を短縮させる場合があることを示したわけである。

エビデンスは万能か

いいことずくめのような大規模臨床研究とエビデンスであるが、問題も多い。まずどんな治療にもエビデンスがあるわけではない。非常に手間と資金のかかる研究である。厳密に言えば、製造元が薬や治療機器の開発にしのぎを削っているため、巨大な資本を開発営業上の経費として研究に投入している背景が無視できない。そのためエビデンスを見る際には、ビジネス面でのバイアス（偏り）がかかっていないかどうかを慎重に判断しなければならないということになる。

手間とお金がかかる割に、得られる結果は限られていて、なかなか一般化することが難しい。また五年目の死亡率が三〇％減少した治療であるといっても、一人一人の患者に当てはまるかどうかは実際にやってみないと分からない。さらにどんなにありふれた疾患でも合併疾患を持っている人が少なくない。つまり患者ごとに病状が異なっていて、エビデンスが同じように通用するとは限らないわけである。その点ではやはり医師の経験が大事である。医師個人としての経験が足りない部分は、多数の医師の話し合い（カンファランス）が欠かせないということになる。
ＥＢＭ世代の医師は、エビデンスを本来の目的であるデータベースとして利用するのではなく、一律にすべての患者に利用しようとする傾向が強い。

何を目標とした治療か——治療の目標は一つではない

心不全は死亡に至ることが少なくない疾患であるため、治療によって死亡をどの程度減らせるか、つまりより長生きすることを目標として大規模臨床研究が組まれるのが普通である。しかし、ただ長生きだけを治療の目標とすべきではない。「細く長く生きるより、短くとも太く生きたい」という選択肢もあってしかるべきである。

Ⅲ章でも述べたが、β遮断薬といわれる薬は、多くのエビデンスが生存期間を大きく改善し、また心臓の収縮力を回復させることを示している。我々循環器医がぜひ使いたい薬剤のナンバーワンである。ただ、この薬は諸刃《もろは》の剣で、患者の症状を悪くすることが珍しくない。様々な副作用を訴える人が少なくない。本当にこれでよいのかと医師として疑問に思ってしまうこともある。β遮断薬の効果に関して患者の臨床症状や運動能力の面から評価したエビデンスはほとんどないのが現状である。

患者は単に心不全に有効であるという説明だけでなく、具体的にどのような効果が期待でき、それが自分の生活にいかにプラスに作用するかにも関心を払って、医師に質問をし、治療の選択を考えるようにするとよい。

コレステロール低下のエビデンス

コレステロール値が高いと動脈硬化性の疾患、特に心筋梗塞になりやすいことは常識である。コレステロール値が高い人の方が長生きするという報告があるが、統計上のトリックにすぎない。誰もが食事に気をつけ、健康診断でもコレステロール値を気にする。筆者も循環器内科医として、患者に啓発を続けている。我が国で行われた信頼性の高い疫学研究（NIPPON DATA80）では、総コレステロール値が一六〇㎎／dL未満の人に対して、二四〇㎎／dL以上の人では冠動脈疾患死亡率が三・七倍以上になることが示されている。治療の基本は食事と運動であることは言うまでもない。食事と運動に気をつけて、減量してもなおコレステロールが高値の場合は、薬を使ってでも下げる。スタチンと呼ばれる薬によってコレステロール値を下げることで死亡や心筋梗塞の発症をある程度予防できる、というエビデンスが数多く発表されている。我々医師はこのエビデンスに従って、患者を選んでスタチンを処方しているわけである。

ではスタチンは動脈硬化疾患の予防にどれほど有効なのであろうか。少しエビデンスを当たってみよう。我が国で発見開発されたスタチンでプラバスタチン（商品名メバロチン）という薬がある。これまで冠動脈疾患を起こしたことのない男性で、ＬＤＬコレステロールが一五五mg／dL以上の六五九五人にこの薬剤、または偽薬で五年間治療して、さらに一〇年後の心筋梗塞発生率を検討した大規模臨床研究ウォスコプス（WOSCOPS）がある。発生率はメバロチン内服群では一一・八％、偽薬群では一五・五％であった。その差は三・七ポイント、すなわち発生率が二四％減少している。薬によると思われる副作用に差はなかった。差が三・七ポイントであっても薬が安全に使えるならば、プラバスタチンを飲んだ方がよいという結論になる。

では、実際にはどれくらいの患者が救われるのであろうか。

ＮＮＴ（治療必要数）という考え方

ＮＮＴ（Number needed to treat 治療必要数）という統計の方法がある。薬で治療した場合に、使った患者全員に効果が表れるわけではない。一人に効果が得られるために何人に薬を投与する必要があるかを表す数字をＮＮＴと言っている。例えば、急性中耳炎の小児に抗生物質を投与して、発熱や疼痛などの症状を四日目までにとるために必要なＮＮＴは七人であった。このことは逆に言えば、七人のうち六人は治療をしても四日目にまだ症状が消えないことを意味している。

前述のコンセンサス試験では心不全の患者にエナラプリルを使うことによって、平均半年間で一人を救命するために必要なＮＮＴは五・五人であった。安全性の高い薬なので、命を救えることを考えれば絶大な効果と言えるだろう。心不全の患者は誰もがエナラプリルを飲みたくなるに違いない。

ウォスコプスで示されたプラバスタチンの効果はＮＮＴが一五年間で二七人である。年率に換算すると四〇五人である。一年に一件の心筋梗塞発生を減らすために四〇五人を治

表4　LDLコレステロール値を下げる場合の目標値

リスク別脂質管理目標値

治療方針の原則	カテゴリー		脂質管理目標値（mg/dL）		
		LDLコレステロール以外の主要危険因子	LDLコレステロール	HDLコレステロール	トリグリセライド
一次予防 まず生活習慣の改善を行った後、薬物治療の適応を考慮する	Ⅰ（低リスク群）	0	160未満	40以上	150未満
	Ⅱ（中リスク群）	1〜2	140未満		
	Ⅲ（高リスク群）	3以上	120未満		
二次予防 生活習慣の改善とともに薬物治療を考慮する	冠動脈疾患の既往		100未満		

（日本動脈硬化学会「動脈硬化疾患予防ガイドライン2007年版」より）

一次予防：生活習慣病等を予防すること。二次予防：生活習慣病等の再発予防。主要危険因子：加齢（男性45歳以上、女性55歳以上）、喫煙、高血圧、糖尿病、冠動脈疾患の家族歴、低ＨＤＬ血症（40mg/dL以下）のそれぞれを１因子として、合計する。

療していることになる。日本人女性の高コレステロール血症の治療で冠動脈疾患の抑制を初めて示したとされるメガ（ＭＥＧＡ）スタディといわれる臨床研究がある。食事療法単独で治療した群と食事療法に加えてメバロチンを内服した患者で、五・三年間観察すると、冠動脈疾患発症率は前者で二・五五％、後者で一・七一％であった。その差は〇・八四ポイントである。すなわち冠動脈疾患発症リスクは三三％減少したことになるが、ＮＮＴを計算すると一一九人である。

つまり、一一九人に対して五・三年間メバロチンで治療すると一人冠動脈疾患を予防できる。ただ冠動脈疾患といっても、その中にはカテーテル・インターベンション治療を行った患者も含まれる。この治療を選択する際には主治医の判断が影響することも結果の評価を難しくしている。研究に参加している医師に、治療法選択上のバイアスが無意識にかかっている可能性が否定できないからである。

効果があることは明確ではあるが、この数字を聞くと薬を飲む煩雑さ、病院への定期的な通院、医療コストなどを考えると、素直に薬を飲みたいと思う人は減るかもしれない。

日本人にも当てはまるデータか

ＥＢＭの問題点をさらに言えば、人種差の問題がある。冠動脈疾患の発生率は欧米と日本で異なる。一九八八年から一〇年間滋賀県で行われた調査で、日本人男性（三四〜六四歳）の心筋梗塞の初回発症率は五五・五人／年・一〇万人、女性で九・一人／年・一〇万人と報告されている。これは欧米での頻度と比べると三分の一から五分の一である。ウォスコプスは欧米人のデータであり、日本で行われたメガスタディでの冠動脈発症率との差は歴然である。橋本淳さんの計算によると、日本ではコレステロール値二四〇mg／dL以上の男性患者で虚血性心疾患を減らすためのNNTが五年間で三七六人、女性で一五五〇人であるとした場合、もし薬で一万人に一件でも重篤な副作用が出現すると、薬剤の副作用が効果を上回るという。欧米のデータをそのまま自分が属する集団に応用することの問題が理解できる。

リスクの層別化

このようにエビデンスといってもいろいろと問題がある。特に日本では様々な事情でエビデンスが少ないことから、やむなく欧米のデータをそのまま使うことが多いのが実情である。学会でもこのことはよく理解されており、常々日本人のエビデンスを作ることが大事であると議論されている。また、より個別の患者の実情に添ったエビデンスが必要である。コレステロールの治療で言えば、特にリスクの高い患者を選んで治療すればより有効なNNTが得られるであろう。そのために最近学会で作る治療のガイドラインでは、動脈硬化のリスクをいくつ持っているか、ということを勘案して、リスクの多さを段階的に数値化（層別化）して、薬物治療の有効性を示すことが一般的になってきた。すなわち、糖尿病、高血圧、喫煙、肥満、脂質異常症などのリスクを一つでも多く持っている人が動脈硬化性の病気になりやすいという事実をもとに、より高リスクの患者を治療の対象とする考え方である。表4（169ページ）はその一例である。今後は年齢や性別も勘案して、より細やかに治療の必要性を検討していかなければならない。

適切な指標を選ぶ工夫が必要

薬を飲めば病気の予防が簡単にできると期待する患者が多い。そのため、筆者は無駄に薬を飲みたがる患者を説得するためにNNTを持ちだすこともある。

エビデンスといっても数字からは実感できないデータが示されている場合が少なくない。死亡率や心筋梗塞の発症率をある程度減らせるということと、どれだけの割合の人が治療の恩恵を受けられるかということは、実感として大きくかけ離れていることに注意する必要がある。

医師に「この薬を飲むと、心筋梗塞の発症リスクを二〇％も減らせますよ」と言われたときに、このことを思い起こして、医師によくその得失を聞くとよい。もし治療をしなければどのくらいのリスクがあるのかを聞くのも一法である。よく勉強している専門医は個別の患者の心血管疾患リスクを評価することができる。「薬を飲まなかった場合に心筋梗塞が一〇年以内に発症する確率が一％であり、飲めばそれを〇・八％まで減らせる」と聞けば少しは冷静な判断ができるのではないだろうか。

脳卒中の発症と高血圧の関係も似たようなものである。脳卒中の発症リスクは血圧よりも年齢の影響の方が遥かに大きい。五五歳の女性が一〇年間に脳卒中を発症する確率は血圧が一六〇㎜Hgであれば約三％であるが、これを一二〇㎜Hgまで下げると約二％になる（米国でのデータ）。リスクの軽減という視点からは、「三三％も脳卒中を減らせます」となるが、NNTを計算すると一ポイントの低下、一〇〇人が薬を一〇年間飲み続けて一人が恩恵を受けることになる。医師にはこの一人が誰であるかを予測できないために、一〇〇人全員を治療するわけである。

スポンサーつき研究の限界

最近では、製薬メーカーも有利なエビデンスがないと折角巨額の投資をして売りだした薬が売れないし、逆にエビデンスがあればよく売れることが分かっているので、エビデンスの構築に力を注ぐ。

図7を見ると試験治療が標準治療よりよい結果を示す割合は、スポンサーなしより、スポンサーの支援ありの臨床研究であり、スポンサー主導の臨床試験はさらに高くなる。研究は科学的に厳正に行われているはずであるが、研究者に無意識に何らかのバイアスがかかってくるのかもしれない。

安価な薬や、すでに開発の終わっている薬については研究のスポンサーがつきにくく、どんなよい薬であってもなかなか研究を行いづらい。よい薬が埋もれていく原因にもなる。こういった反省に立って、日本の学会でもスポンサーのつかない形で臨床研究を進めようとしているが、大規模の研究になれば巨費が必要となることもあり、現実には難しい。

薬剤の効果、特に慢性疾患の予防効果を考える場合には、患者個人の恩恵と社会全体と

図7　試験治療が標準治療よりよい結果を示す割合

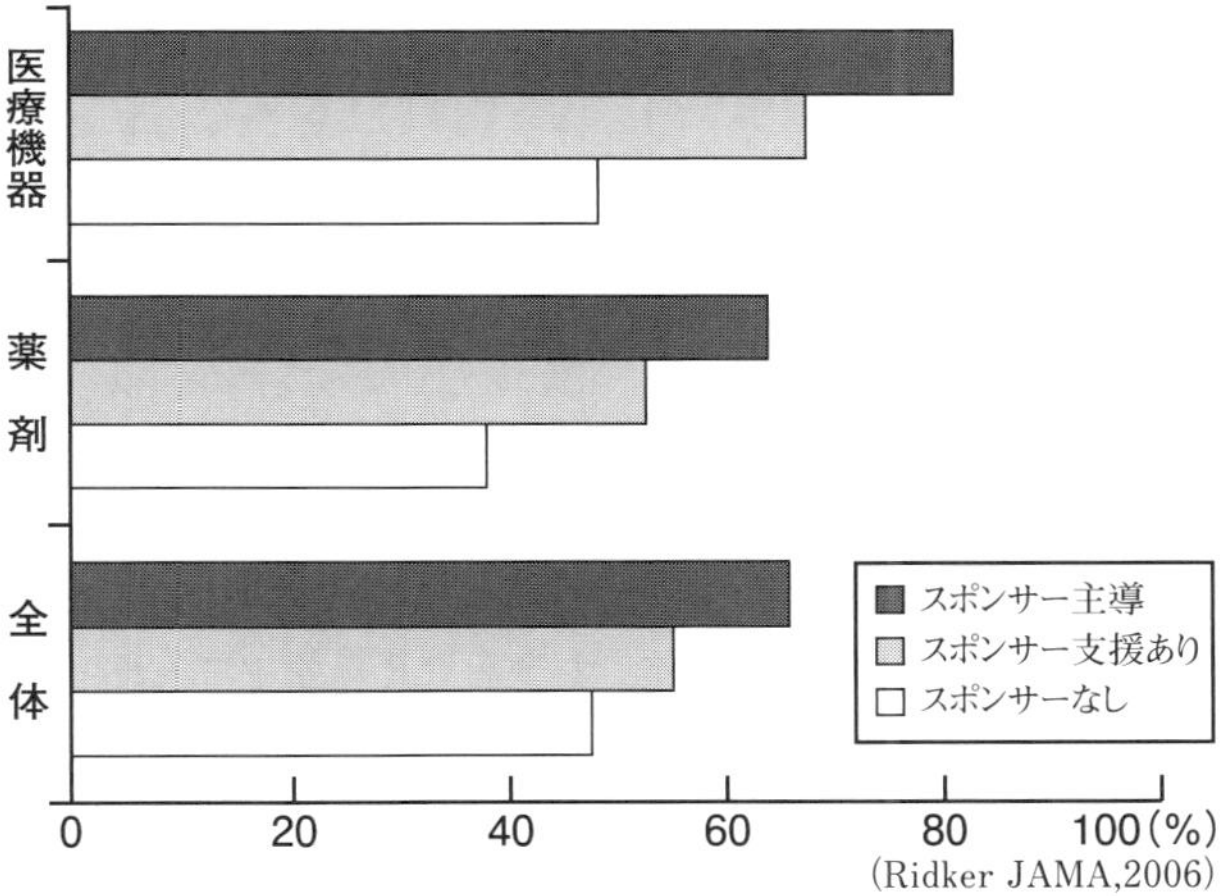

して疾患を減らせるという恩恵を別に考える必要がある。単に何%病気が減らせるという数字だけでは判断できないということである。さらに言えば、国全体の医療コスト、医療政策、製薬会社としてのビジネス、あるいは病院や診療所の収入の要素が背景にあることも忘れてはならない。患者一人一人が医師と情報を共有する中で、適切で納得のいく選択をしなければならない。

診療ガイドライン

エビデンスに基づいて作られているのが診療ガイドラインである。病気の予防、診断、予後予測など診療の根拠や手順について最新の情報（エビデンス）をもとに書かれた指針である。多くは学会で作られており、医師向けであることから、患者が利用するには難解であり、ときに医師にとっても難解である。

教科書をもとにして医師の経験で診療が行われてきた経験的医療の欠点を補い、最新かつ標準的な診療法を示している。そのため、ガイドラインに添った診療は医師にとっても患者にとっても大きなメリットがある。

ただし、これも一般論を示した手順書にすぎず、患者の病状や治療環境など諸事情を総合的に検討して、ガイドラインの推奨から外れた診療を行うことも珍しくない。使い方を誤ると様々な問題を引き起こすことになる。

診療ガイドラインはバイブルか

よく言われる問題は、きちんとしたエビデンスが揃《そろ》っている病気ばかりではないこと。また新しい治療法は十分なエビデンスがでていないことが多く、ガイドラインには含まれない。特に日本人に対して国内で行われる臨床研究が少ないことから、日本人固有のデータをもとにしないエビデンスを使用せざるを得ない場合が多いことなどがある。日本循環器学会では五〇本に近いガイドラインを作成しているが、多数の忙しい臨床医がボランティア的に参加して日常業務の片手間に行われている。筆者もいくつかのガイドラインの作成に参加しているが、非常に時間と手間のかかる作業である。改訂は行われるが、通常は五年に一度程度がやっとである。現代の診療の進歩は非常に早いため、五年前の技術や知識はもはや過去の遺物のようになっていることさえある。また一般に「予防医学」の観点から、治療の適応は常に拡大傾向にある。軽い異常、あるいは無症状の異常に対しても治療を積極的に行う方向で常にガイドラインは改訂されていく。

もっと大きい問題は誤った使い方である。ガイドラインはマニュアルでもレシピでもない。エビデンスが個々の患者に当てはめがたい場面が少なくないことはこれまでも述べてきた通りである。ガイドラインは集められたエビデンスのエッセンスであるといってもよく、一般論にすぎない。一人一人の患者の病気は、それぞれに病状が違う。高齢者では多くの疾患を同時に抱えているのが常であるし、病状はときとともに移ろっていく。病気への取り組みは、病状だけでなく、患者の生活、気持ち、性格など患者自身の枠組みでも大きく異なる。

ガイドラインは診療上重要であるし、ガイドラインをよく勉強していることはよい医師の条件でもあると思う。ただ、最近の、特に若い医師ではガイドラインをバイブルのように重用してそのまま機械的に使おうとする人が少なくない。医師同士のカンファランスで診療方針を話し合うときに、高齢者や合併疾患を持った患者の診療は常に問題になる。ただ、「ガイドラインにはこう治療すると書いてあります」と言われると、なかなか論理的に反論することが難しい場面がある。臨床医として三〇年の経験を持った教授の意見より、駆けだし医師が知っているエビデンスやガイドラインをもとにした意見がときに正論になってしまう。

ガイドラインをよく読んで知っている患者も増えてきた。もともと患者の治療を目的として作られているガイドラインであるし、ネット上でも簡単に読めるようになっているので、それ自体は歓迎すべきことであろう。しかし患者は当然、自分の病状をもとにしてガイドラインを主観的に読むことから、極端に慎重になってリスクを過剰に捉えることもあるし、逆に楽観的にガイドライン通り治療すればバラ色の結果が得られると思うこともある。患者は診療を受けた経験はない。ガイドラインに書いてあることができない施設もあり、医師もいる。医師との話し合いの中で現実的な診療法を探るべきものであるが、患者はガイドラインに添った偏った知識が先行するために、適切なコミュニケーションができなくなることもある。

もっと困ることは医事紛争や医療訴訟のときに、被害にあったとする患者が医師を糾弾するための根拠とされることである。医師の裁量で行われた診療の結果が悪かったときに、ガイドライン通りに診療が行われていなかったことは医師のミスであるとされる。これはガイドラインの使用目的を外れるものであり、個々の医師の裁量を無視する議論である。このようなことがあると、医師はガイドラインを外れた診療をしにくくなるし、ますます個々の患者に添った個別の医療が行いにくくなる。一方医師の本音の部分には、ガイドラインに添った診療をしておけば、万が一医療問題が起こった場合に、周囲や患者から非難されることが少ないと考える後ろ向きの事情もありうる。そのため、最先端の治療はガイドラインには載っていないこともあり、敬遠されることにもなる。こういった医療を「萎縮医療」と呼ぶ。

よい医療を行うための条件とは、医師が最新のエビデンスやガイドラインをよく知ったうえで、経験に基づいて、一人一人の病状や患者の医学的問題点や社会的背景を知り、患者と相談して最善の治療法を工夫することであると思う。ガイドラインはあくまで一般的な手順書であって、医師の経験や裁量に基づく医療行為を補うべきものではないだろうか。

臨床検査の意義と罠《わな》

昨今の臨床検査の進歩は著しい。患者は検査を受けたがる。些細な症状であっても検査を欲し、その結果を見て医師が心配いらないと言えば安心する。人間ドックも一般化し、より高級な会員制ドックが雨後のタケノコのように増えている。検診の受診率も上がっている。検査への信頼のゆえであろう。保険診療でできる検査の範囲は限られているが、それでも多くの検査をし、結果を見て診断をして、さらに新たな検査を重ねていく。

患者が何か症状を訴えて来診する。話を聞いて、いくつかの疾患を疑って、検査をして確認をするというのが一般的な流れである。実は内科疾患に限っていうと、診断を下すに際して、最も重要な情報は患者の話である。それだけで七〇%の診断がつく。さらに身体を診察して、八〇%の診断が可能になるといわれている。もちろん検査は必要であるが、見立てそのものに寄与するところはそれほど高くない。腕のよい医師はそのことをよく知っており、効率よく必要にして十分な検査の計画を立てる。若い医師ほど沢山の検査をする傾向が強い。

検査は沢山した方が正しい診断に近づくか

それでは、検査をなるべく沢山して情報を増やした方が、より正確な診断に近づくのだろうか。

急性胸膜炎で入院してきた七八歳の男性がいた。発熱、胸痛があり、肺の周り（胸腔）に水がたまる病気である。受け持ちの研修医には、治療の指示をだすと同時に原因を考えなさいと言っておいた。研修医は感染症、悪性腫瘍を疑って、胸水の検査、細菌培養や腫瘍マーカーの検査をした。それでも診断がつかず、膠原病の全身性エリテマトーデスを疑って抗核抗体の測定をした。若年の女性によくみられる病気である。結果は陽性であった。

全身性エリテマトーデスは胸膜炎を含めて腎臓、皮膚、血液など一一項目の異常のうち、四項目が陽性であれば診断できるという基準がある。この患者は抗核抗体を含めて、確かに四項目が僅《わず》かに基準を上回っていた。研修医は全身性エリテマトーデスと診断して、副腎皮質ホルモンを処方すべきと考え、上級医に相談した。ときに重い副作用がみられる薬である。しかし、この患者は糖尿病を持っているので、腎臓の異常（尿たんぱく）があるのはそのためと考えられる。抗核抗体も異常とはいえ値は低い。何より七八歳の男性が初発の全身性エリテマトーデスである確率は非常に低く、他の原因の胸膜炎である可能性は遥かに高い。上級医は抗核抗体検査が陽性であったとしても全身性エリテマトーデスの可能性は低いと判断し、治療を止めた。前述したが、経験が乏しく能力の低い医師が診断基準やガイドラインのみを頼って診療を行うことは危険である。

検査値には常に擬陽性と擬陰性という問題がつきまとう。擬陽性とは、病気ではないのに検査値が陽性にでることである。抗核抗体は全身性エリテマトーデス患者の九九％で陽性になる。しかし逆にこの病気を持たない健常人でも二〇％は陽性になる。つまり、五人に一人は擬陽性を示すわけである。したがって、他に全身性エリテマトーデスを疑う強い根拠がなければ、人間ドック的にスクリーニング検査に使うべきではない。そのことが分かっていても、検査をしていったん検査値が陽性にでてしまうと、さらに詳細な検査に進まざるを得なくなる。一般にあとで行う検査ほど、より高額でより患者に危険や苦痛を強いる検査であることが多い。

この患者は結局一〇日ほどで軽快して元気になって家に戻っている。ウイルス性の胸膜炎であったと思われる。よくあることである。

逆に擬陰性の問題も大きい。実際には病気があるのに検査が陰性になることである。新型インフルエンザが社会問題になったときに診断検査のことが話題になった。一般に使われている簡易検査キットでは実際の患者を六割近く見逃してしまうと報告されている。したがって検査をしてもインフルエンザではないという証明はできないに等しい。事実新型インフルエンザで死亡した一五人中四人は陰性だった。

ところが当時学校や幼稚園では「陰性証明書」をださないと登校登園を認めないというところまで現れた。無用の混乱といってよい。同様の混乱は病院でも、医師の頭の中でも起きる。

検査を過信してはいけないし、検査を沢山やったからといって正しい診断に近づくと考えるのは幻想である。

「正常値」は「正常」を反映しているか

最近は病院で血液検査をすると、ほとんどの結果が一時間ほどで分かり、それを患者に印刷して渡すことが一般的になっている。筆者も原則的に検査値は診察時に見て、患者に渡している。診療上も患者にとっても大変便利であり、ありがたい。病院も当日に検査値を印刷して患者に渡すと若干の保険請求ができるようになっており、メリットがある。

検査結果の紙には必ず「正常値」または「基準値」が書いてあり、それに外れると、高ければH、低ければLなどとマークがつく。これがなかなかやっかいである。様々な計測値は人それぞれで大きく変動する。「基準値」というのは九五％程度の人がその中に含まれる値であるにすぎない。ところが、患者はいったん自分の検査値がこの値から外れていると不安になる。医師は経験上「基準値」の意味を分かっているので、基準値から外れていても冷静にその意味を把握して、患者に話をしてくれるはずであるが、ときに誇大な説明で患者に過剰な不安を与える医師がいる。曰く「中性脂肪が高値ですので、心筋梗塞になるかもしれません。薬を飲みましょう」といった具合である。中性脂肪の高値は動脈硬化の危険を増す要素には違いないが、コレステロールと違って食事、飲酒、運動などの影響を受けやすく短期的に変化するものである。中性脂肪が高値であるときはまずは生活の見直しが必要であり、あわてて薬を飲むようなことは慎むべきである。

要は、一人一人の患者の状況を考え、慎重に判断すべき問題である。しかし、患者にとってみれば大問題である。検診が病気をつくりだしたり、余分なストレスを与えたり、不安をあおることがあるのは困ったものである。

「基準値」は常に変化する

そもそも「基準値」は時代とともに変わるし、正常とされる値も変わってくる。戦後日本人のコレステロールの値は上がってきている。食事や生活、高齢化の影響であろう。健常とされる集団の平均値をもとにして計算される「基準値」もだんだん上がってくるわけである。逆に血圧の値は疫学研究でより低い値が望ましいことが判明して、より低い値が治療の目標値として設定されるようになった。目標とする値は、「基準値」や「正常値」とは異なるし、時代によっても、個人ごとでも変わってくるものである。測定方法の進歩によって「基準値」が大きく変わることもある。

また、血圧もコレステロールも高値であると心筋梗塞の発症率が高くなることは分かっているが、特定の値を超えるとたんに危険が増すわけではなく、発症率は値の増加とともに連続的に増す。血圧やコレステロール値が低くても心筋梗塞になる人はいる。したがって「基準値」の境界を「健康によい値」の境目と捉えることは間違いである。

逆もある。多くの人がガンを心配して受診する。血液の検査をしてほしいという要望は心臓外来でも少なくない。現在では数多くの腫瘍マーカーが測定できるので、必要に応じて検査をする。しかしながら、そのほとんどはきわめて早期のガンの検出には向かない検査である。にもかかわらず、その値が「正常」であることを話すと患者は一様に安堵《あんど》する。安堵することはよいが、だからといってガンの疑いが消えるわけでもないという限界がある。心理的には安心が得られてよいが、適切な判断を患者に伝えることはなかなか困難である。

「正常」と「異常」は医師の論理で決まる

こうして見ると、検査値の解釈がきわめて恣意《しい》的に決められていることが分かる。結局検査値から正常、異常を分けて、予防や治療の可否を判断するという行動は、前章に述べてきた「医師の論理」「医師の文化」そのものであると言えよう。

ともあれ、「正常値」は「基準値」よりも幅広いことを知り、また目標とすべき値は個人ごとに異なることを知っていなければならない。ここでは数値で結果がでる検査を例にあげたが、レントゲンやＣＴ、心電図など画像の検査はなお判定が難しい。胸部のレントゲン検査で肺専門医が肺ガンを見落とすことも珍しくない。「画像検査の判定」は一般の患者には全く理解ができない、医師だけが行える領域であるのが現実であり、問題は顕在化しにくい。我々が最後の砦《とりで》とする病理検査でさえ、絶対はない。採取した腫瘍組織がガンであるか良性であるかは五段階で表示される。ガンとも正常とも判断がつかないグレーゾーンが存在するわけである。それをどう取り扱うかは、結局医師の論理になってしまう。

検査には限界があり、時代とともにまた学問の進歩によっても変わる。普通の患者には専門的判断は困難であり、医師にしかできない部分がでてくる。結局はここでも医師との信頼関係とコミュニケーションが大切になってくる。

インフォームドコンセントは誰のためにあるか

現代医療の進歩と価値観の多様化の中で、疾患に対してこれが最善、最良の治療法であると自信を持って言えない場合が増えている。インフォームドコンセントはこのような時代に必然的に生まれてきた方法である。患者本位の診療を進める要《かなめ》となる手法であり、パターナリズムの医療から患者本位の医療への転換を促す契機となった考え方でもある。

ただ、現場はそう簡単ではない。問題の一つは、最先端医療に関して患者に理解を求めることが非常に困難なことである。初めて遭遇する健康問題にあたって、現代医療、技術は難解であり、異質な世界である。医療を知らない患者には想像を絶するほどに進歩した最新治療への期待と不安が入り混じる。エビデンスを伝えること自体が難しい。医師への信頼から説明を鵜呑《うの》みにする患者、治療を受ければ元の「健康体」に戻れるという幻想を持つ患者、逆に医療への不信から懐疑的にしか話を聞こうとしない患者。患者の理解度、性格、生きがいや価値観も千差万別である。身近な家族や友人、知人の経験から自分の病気に対する取り組みを決める患者も非常に多い。患者本位の診療をしたいと、自分の理想とする医療の実現を目指して一生懸命になってインフォームドコンセントを得ようとしながら挫折《ざせつ》する若い医師は珍しくない。

さらに何かを選択したときに患者の将来に起きることは統計的な値でしか提供できない。また細大漏らさず治療や検査の有害事象や薬の副作用を説明することなど現実に困難であり、むしろ無用な不安に患者は怯えることになる。

提供する情報に医師の価値判断が入る余地が大きいことも問題である。医師にも自分の生き様があり、自分の価値観、文化がある。人間である以上感情がある。インフォームドコンセントは過去のエビデンスや客観的な情報を提供することを旨としている。とはいえ、現実には医師の人生観や哲学が反映されることがあってむしろ自然ではないだろうか。筆者の日常の診療においては、患者の医学的状況をふまえ、可能な限りその枠組みや人生を知ったうえで情報提供をしながらも、最後に「私があなただったらこの治療を選びます」といった言葉をつけ加えずに患者との話し合いを終えることは難しい。このことが正しいインフォームドコンセントとは言えないことは承知である。パターナリズムの医療と言われればその通りである。ただ、今はこの診療スタイルを変える必要性を感じない。

インフォームドコンセントのより現実的な悪影響は、患者の同意によって医師の責任が軽くなると医師が錯覚することである。実際医師にとってインフォームドコンセントは医療紛争になったときに自分を守るよりどころとなっている。インフォームドコンセントが、医師が医療行為を行うための免罪符であってはならない。

Ⅶ　患者と医師の新たな接点を求めて

昔お医者様、今患者様

昔は「お医者様」という言葉があった。パターナリズムで成り立っていた時代の医師―患者関係を象徴する言葉である。今や死語となった。ところが最近は「患者様」である。Ⅱ章で述べた、行き過ぎたコンシューマリズムを反映したような言葉で、筆者はなじめない。実際一時期「患者様」と呼んでいた多くの施設で「患者さん」に改めつつある。患者と医師はお互いを尊重し合い、パートナーとして対等であるのが最もよい結果をもたらすのではないだろうか。信頼に基づいた対等な関係を築く方法を考えたい。

異文化の接点

医師と患者はお互いに異なる価値基準を持って生きていることを述べてきた。それでは医師と患者はどこに接点を見出せばよいのだろうか。医師が患者の立場で診療の選択をするために必要なことは、患者を一人の人間として理解することである。患者の問題は患者中心の枠組みで解決しなければならない。時代がもたらす患者―医師関係の変化に対応す

図8　患者本位の医療

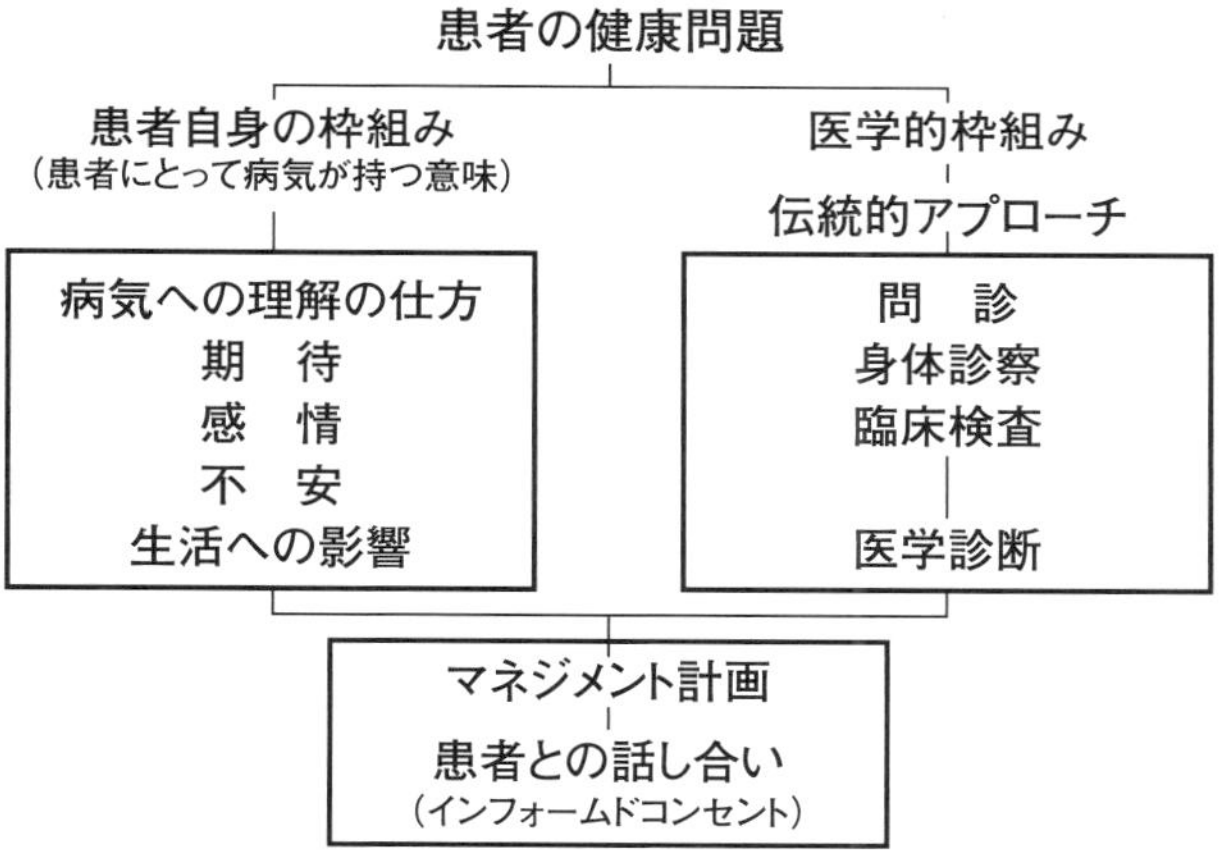

（McWhinney 津田司より改変）

医師による医学的判断と患者の枠組みに関する情報を患者とともに検討してマネジメント計画を立てることが必要である。

べく、医師の側も努力をしている。それを前提として医療の枠組みが大きく変わってきている。

図8は患者の健康問題に対するアプローチについて示したものである。従来の医学は「医学的枠組み」中心のアプローチであった。診断をして、治療法を医師が決め、それを説明して、実行する。ここには患者の希望が入る余地は少なかった。しかし患者の健康問題で困るのは単に医学的問題ではなく、それに波及して起こる患者自身の枠組みに関する問題である。これからの医療はその二つを

合わせて、かつ患者と医師が共同して取り組んでいかなければならない。その際まず重要なのが、コミュニケーションである。お互いが情報を共有し合ってこそ、マネジメント計画が立てられる。

EBMの先にあるもの――ナラティブ・ベイスト・メディシンとは

エビデンス・ベイスト・メディシン（EBM）の功罪についてはⅥ章に詳しく述べた。それでは、集団の統計から成り立ち、個をなおざりにしかねないEBMをどのように利用すればその問題は克服されるのだろうか。

ナラティブ・ベイスト・メディシン（NBM＝Narrative Based Medicine）といわれる手法がある。グリーンハル（Greenhalgh）らが一九九八年に提唱した。人間はそれぞれが自分の「物語」（ナラティブ）を生きており、病気もまたその一部であると考える。したがって病気への対応は、患者がどのような人生を生きてきたかという文脈の中で判断するべきである。特に治癒の難しい疾患や慢性疾患に医師が対応するにあたり、患者のナラティブを知らずには適切な臨床実践を果たすことはできない。このような考え方の中で、患者の語るナラティブを重視し、臨床実践に役立てることが求められる。これがナラティブ・ベイスト・メディシンの基本的な考え方である。

これはEBMと対立する概念ではなく、科学的な根拠に基づく医療実践を補完する考え方であり、その意味では医療のパラダイムシフトと言ってよい。Ⅵ章で述べたように、EBMの重要なステップは、(1)個別の患者の臨床上の問題点を抽出し、(2)その問題点を扱った最新最良のエビデンスを検索し、(3)得られたエビデンスの妥当性、重要性を批判的に評価し、(4)そのエビデンスを該当する患者に適用できるかを判断する。問題があると思われるのは、(1)と(4)、すなわち眼前にいる当該患者の個別の評価と適用がともすると画一的、教条的になることがあり、個が置き去りにされかねないということである。

ナラティブ・ベイスト・メディシンはこの部分について、ナラティブをもとにして重視し、EBMをより適切に固有の人生を歩む患者に合った形で実践しようとする試みでもある。まだまだ概念的な部分が多く、臨床手法として確立したものではない。

筆者が経験した患者のナラティブを示してみよう。

突然に右半身が麻痺した三五歳の妊婦

B子さんは東京下町に住む健康な三五歳の主婦だった。筆者の勤務する病院に救急搬送されてきた。三時間ほど前、家事をしていたところ、めまいがして倒れ、右腕と右足が痺れてきて立てなくなったという。三歳半の育児中の長男がいるため、出勤していた夫を電話で呼びだして、帰宅を待ち救急車を呼んだ。診察をしたところ、顔面を含む右半身の麻痺があり、手足が動かない。撮影した頭部CTでは左大脳に脳梗塞と思われる病変が写っていた。このときB子さんは妊娠二三週であった。聴診器で診察すると心臓に雑音が聞かれたため、心エコーを当てたところ、心臓内に直径三㎝ほどのふらふらと激しく動く大きな塊が認められた。

我々の見立てでは心臓内にできた腫瘍の塊の一部がはがれて脳血管内に流れていき、その部分に脳梗塞を起こしたものと判断された。腫瘍は粘液腫といわれる良性腫瘍であるが、ときに一部がはがれて血液中に流れていくことがある。珍しい腫瘍であるが、循環器内科ではときどき経験する。これまで症状なく経過してきたが、運悪く妊娠中のこのときに一部がはがれ、流れて脳の血管に詰まったものと考えられた。

脳梗塞は幸いにして一命にかかわる状況ではない。ただ右手足の麻痺はリハビリをしても完全に回復することは難しい。よくて杖《つえ》を使ってようやく歩ける程度であろう。一番大きな問題は、心臓内になお残る腫瘍塊である。これが同じように流れていく可能性が高いし、そのときは詰まった場所によっては死亡することもありうる。それほどの大きさの塊であった。心エコーを見ると心臓の拍動とともに振り子のように激しく動いており、いつはがれて流れても不思議はないような状況である。

B子さんの治療の選択肢

現代の医学ではこの腫瘍を除去して、新たな脳梗塞を予防する確実な方法は一つしかない。手術である。心臓を止め、人工心肺を回して、腫瘍を摘出する方法である。上手な外科医が行えば安全であり、確実性は高い。通常は診断がつき次第手術をする。

ただB子さんの問題は妊娠中であることである。妊娠中には心臓を止める手術を行うことはできない。血液の凝固を止める薬を使うため、子宮から大出血する危険があるからである。母児ともに命が危ない。

B子さんにとって自分自身の命を守るためには手術しかない。妊娠中の心臓手術はできないので、この時点で帝王切開をして娩出《べんしゅつ》をしたのち、すぐに手術をするか、胎児が大きくなるのを待って三〇から三二週くらいで娩出して手術をするか、あるいは満期（約四〇週）まで待って出産したあとに手術をするか、いずれかの選択しかないと考えられた。いずれを選択しても大きな問題がある。第一の方法では、胎児はまだ二三週であり、きわめて未熟である。この週数で生まれると、障害なく育つ確率は六八％にすぎないというエビデンスが伝えられた。第二、第三の方法では、あと二、三ヶ月以上じっと待つことになる。その間新たな脳梗塞を防ぐ手立ては全くない。苦渋の中で患者に病状を伝えた。いつ塞栓症を起こしてもおかしくないし、その場合命の保証はできない。塞栓症を起こすかどうか、いつ起こすか、そのときにどうなるかについては全く情報の提供はできない。「いつ起きてもおかしくないし、最悪の場合死亡する」といった説明しかできなかった。

脳梗塞の治療をする過程で妊娠は二四週を迎えていた。法律により二四週のこの時点では人工中絶を行うことは許されていない。

インフォームドコンセントといっても簡単な選択肢ではない。B子さんは、自分の命の危険を回避するために、超早産児を産むか、いつ起きるか分からない新たな脳梗塞の危険を二ヶ月以上にわたって甘受するかの選択を迫られていることになる。超早産児は育たないかもしれないし、重篤な障害を残して育つことになるかもしれない。医師側もカンファランスを繰り返したが、医師サイドの大勢は二四週を過ぎたこの時点で帝王切開をして出産し、なるべく早く心臓手術を行うことが妥当ではないかとの意見であった。生まれた子に対しては最善を尽くすことは言うまでもないが、結果は予測できない。結論のでる話ではなく、本人や家族とよく話をすること以外に方法はなかった。

B子さんのナラティブ

「私の家は兄弟が多く、父が早く亡くなったこともあって、長女だった私は高校をでてすぐ、近くの会社に就職しました。工場の事務員として一〇年ほど勤めました。工員の主人と結婚したのが三〇歳のときです。すぐに妊娠したので会社を辞めて専業主婦になり、長男を授かりました。私にとってはこの子どもはかけがえのない宝です。子どもの成長が私の生きがいです。経済的に楽ではないけれど、子どもを持つことがこんな素晴らしいことならばと、夫と相談してもう一人子どもを持ちたいと思い、今に至りました。私も家族も健康で、身体のことで心配したことはこれまでありませんでした」

「突然手足が動かなくなったときも思い当たることはなく、初めはすぐ治るものと軽く考えていました。入院が長くなって子どものことが心配でなりません。寝たきりの身になってどうやってこれから子どもを育てればいいのでしょう。次の子の誕生を私も夫も本当に楽しみにしています」

「母親として、私は子どもの行く末が心配です。先生のおっしゃるようにまた脳梗塞を起こして身体が動かなくなったり、まして死んでしまったりしたら子どもはどうなるんでしょう。お腹の子も大事ですが、私は長男のためにとにかく生きていたいです。身体が動かなくても生きていたいです。生まれてくる子が障害を持っていたら、寝たきりのこの身体でどうやって二人の子を育てればいいのでしょうか」

B子さんの決断

お腹の子をまず大事に考えるだろうと単純に考えていた我々医師団の予想は裏切られた。眠れぬ夜を幾晩か送り、家族と繰り返し話し合ったのち、B子さんの語った決断は我々の常識も、法も無視したものであった。

「お腹の子を中絶してほしい」

「長男のために生きていなければならないんです。半身不随でもよいから生きて子どもを育てたいんです。そのためにはどんな危険も冒せません。お腹の子もどんなに大事か分かりませんが、一つ選ばなければならないなら、仕方ありません。一日も早く心臓の手術をして助けて下さい」

二四週の胎児を人工中絶することは法的にできない。この週数で生まれた子は現代の医学では生きていく可能性があるからである。しかし、このB子さんの決断を誰が責められよう。母親としての究極の覚悟であり、決断ではなかったかと思う。

法律が許さないという我々の繰り返しの説得で、結局B子さんは三〇週まで待って帝王切開による出産、直後の手術という道を選んだ。入院を継続して万一の事態に備えた。結果的には幸いにして脳梗塞の再発を見ることなく、無事に心臓手術まで終えることができた。麻痺の程度も予想以上に回復がよく、右手の働きは戻らなかったものの、杖を使ってゆっくり歩けるほどになった。生まれた子は一一〇〇gの未熟児ではあったが、その後順調に育った。ハッピーエンドであったと言える。

S男さんのナラティブ

胸痛を訴えてきたS男さんは八一歳の男性である。大学病院に紹介状なしにきた初診患者であった。話を聞くと典型的な狭心症である。治療の選択肢が沢山ある疾患である。まず入院して検査をするかどうかを決めなければならない。病気の説明と診療法の選択肢の説明を始めた。本人は必要な検査や治療に非常に積極的である。「先生の指示に従うので、とにかく今の生活を続けたい。ただ入院期間は極力短くしてほしい」と言う。

現在の家族構成を聞いたところ、三人暮らしである。S男さんが少しずつ語り始めた。意外にも本人と奥さん、それに九一歳の奥さんの母親との三人暮らしであった。「年寄りの義母より絶対に先には死ねない」というのが、本人の今回の受診の最大の動機であることが分かった。その後の診療の過程で、いかに奥さんを大事にしているか、その過程でどのように義母に世話になり、世話をし、介護してきたかについての語りを聞くに至る。医師の診療行動に大きな影響を与えるナラティブであった。

ナラティブの効果

人生はいろいろであり、価値観は様々である。人間は自分が語った言葉を通して物事を把握し、社会とつながっているとする考え方を社会構成主義という。その観点に立つと、患者に自分の人生の中で直面する病気についての物語（ナラティブ）を聞くことによって、初めて治療の選択肢が見えてくることがある。ナラティブには患者自身の価値観が反映される。エビデンス・ベイスト・メディシンを補完する新しい診療の基盤であると言えよう。

医学の進歩によって治療の選択肢は多様になった。医師が医学的な観点から治療の選択肢を決めてきたパターナリズムの時代は終わった。ガンの治療にしてもエビデンスだけでは治療法は決められない。生活の質や満足度も選択の重要な要素になってきた。インフォームドコンセントといっても、複雑な選択肢を患者に全面的にゆだねるのは医師として適切な職業的対応とは言えない。患者が何を望んでいるのか、さらにどのような背景からどのような選択に至るかについて、患者の語るナラティブによってその人生を知る中で、医師の立場から考えることが必要なときもある。

ただナラティブは、非常に手間のかかる手法である。実際の医療現場での応用はなかなか困難であろう。何より、数十年に及ぶ患者個人の人生を「語り」を通じて理解することなど、医師としても人間としても現実には到底不可能である。ナラティブ・ベイスト・メディシンは診療において重要な要素であり、大事な提案ではあると思うが、現状では考え方として医師が理解するところまでが精一杯ではないだろうか。今後の発展が望まれる。

解釈モデル

医師は患者の訴えをもとに診療を進めていく。意識のない人や、幼児などを除けばまず医師にとって重要な点は患者の訴えである。

風邪の症状を訴えて患者が来診する。咳がでて熱がでて関節が痛い。我々医師は、話を聞いたうえで、診察をし、検査をして感冒と診断をして、生活の注意をし、薬を処方して、薬の副作用、今後の受診の説明をする。それで外来診療は完結する。

しかし患者はいろいろである。医学的に同じ感冒であっても、病院に行く動機は患者によって異なる。若い人で早くいい薬が欲しい、注射してほしいと言ってくる人はそのような医師の対応で満足するであろう。中年の男性が、咳や熱がでた。風邪だとは思うが、父親が自分と同じような年のときに肺ガンで死んでいる。そのとき、最初は熱と咳だったなとふと思いだして、風邪だとは思うけども、肺ガンが心配だから、胸のCT写真を撮ってほしいということを目的にして、病院にくることもある。そういうときに、医師が健康な人がたまたまかかった感冒として同じように丁寧に診療しても、患者は満足できない。本書の冒頭で述べたように、感冒でありながらエイズを心配してきたような男性の場合もある。

患者が何を心配しているのか、何を期待しているのか、というのを「患者の解釈モデル」と言う。それはある意味で医療の本質的な目的にかかわっている。

満足のいく医療を受けるには

医師は患者の解釈モデルを知ることによって、患者にとって満足度の高い診療を提供することができる。実際は、医師の立場からすると患者の解釈モデルはほとんどの場合、荒《こう》唐《とう》無《む》稽《けい》である。「今朝、手が痺れた」と言ってきた患者がいる。よくよく聞いてみると「脳血管障害が心配だ」と言う。同じ訴えでも「ガンが心配で」、あるいは「リウマチが心配で」と言う人も、「三年前のむち打ち事故が心配で」と言う人もいるわけである。そういった患者の心配と、実際の医師の見立ては、全然違うことが多い。

満足のいく結果を患者が得たいならば、やはり「脳血栓が心配だからCTの検査をしてほしいんです」などと、望むことをはっきり言うべきである。医師は「それは、こういう理由で必要ありませんよ」と言うかもしれない。しかし希望を伝えることは大事である。肩こりを訴えるときも、痛み止めの薬が欲しいのか、湿布が欲しいのか、ガンが心配なのか、普通の肩こりだと言ってもらえれば安心できるのか、あるいは脊《せき》髄《ずい》の病気を心配しているのか、脳卒中が心配なのか、そういうことを医師に伝えるとよい。その方が医療の効率がよくなる。医師の対応もよくなる。患者も満足できる。

実際に受診の際に自分が何を心配しているのかをはっきりさせない患者は少なくない。心配しているガンだと告げられることを恐れていることもあろう。あるいは、患者は黙っていても医師が自分の病気を診断し、自分の心配に正面から対応してくれるという暗黙の期待を持っていることもあろう。心配していることを正面から伝えることで、よりよい患者―医師関係が築けると思う。

医師教育の大きな変化

そもそも医学教育で教えるものは「医学」であって、「医術」でもなければ「医療」でもない。「社会人」としての教育さえ行われてこなかった。そのまま基礎研究に進む者も臨床医になる者も平等にこの教育を受けることになる。筆者自身はこのシステムこそ日本の医学にとっても、医療にとっても重要なことだと考えている。「医術」に偏らず、医学の学問体系を医学生全員が学ぶことによって、将来臨床医学に進む者が基礎医学の重要性と学問体系を身に修め、逆に基礎医学に進む者は臨床医学の基礎を通じて人間の疾患を基礎医学が扱うことの意義を知ることになる。日本の医学、医療のこれまでの驚異的な進歩はこの医学教育体制に支えられてきたといっても過言ではない。

ただ、実際には医学部の卒業生の九五％以上が臨床医の道に進んでいるのが現実である。

卒業後医師免許をとると、いきなり医師として臨床研修を始めることになる。やはり医学教育の中に「臨床医」になるための専門的な技能教育をさらに充実させなければならないことも事実である。

自己紹介

筆者が三十数年前に医学部の学生だったときに、患者とのコミュニケーションというのは全く習っていない。その概念さえなかったように思う。研修を受けるときも専門医になっても、病を持った人間を診療するという意味での医療を習ってこなかった。恐らく、つい最近まで、このような系統立てた態度教育というのは日本の医学部の中では行われてこなかったのではないだろうか。

筆者自身、医師になりたての頃、初診の患者を診療する場合に自己紹介をしたことがなかった。ほとんどの医師がそうだったのではないだろうか。医師が名札もつけていない時代があった。それが新しい医学教育を学ぶ中で、医師はまず患者に自己紹介をするものだと知った。目から鱗《うろこ》が落ちた。今は、初診の患者には必ず立って「今日担当になります、循環器内科の磯部と申します」と名乗り、患者の名前を確認して、というような診療スタイルになった。教授として入院患者の回診をするときも初対面の患者に対しては必ず自己紹介をする。回診に立ち会う研修医や医学生に対する教育も兼ねている。お互いの名前も知らずに、心の内側に入り込むような話や「生き死に」にかかわるような深刻な話ができるはずがない。医師の意識は大きく変わりつつある。医師も患者に対する「接遇」に気を配るようになった。

とはいっても言葉遣いや態度の改善だけで解決する問題ではない。「接遇」は「心」があって初めて意味をなすものである。筆者の勤務する病院でも航空会社の「接遇教育専門家」を呼んで、医師や看護師に実技を含めた接遇訓練を企画したことがある。筆者も参加したが、頭の下げ方や言葉遣いなどに終始していて、違和感を持った。その理由は、他業種では顧客の満足を追求することがサービスの目的と合致するが、医療に必要なサービスは必ずしもそれと合致しない。清潔な身なり、気持ちのよい挨拶、丁寧な言葉……、みな医師に必須のアイテムである。しかし、医療で患者が求めている接遇はさらに次元の違うものであろう。緊張しきった患者に対して和やかな対応が大事であることは言うまでもないが、ハンバーガーショップでのスマイルは医療では通用しない。

病歴「聴取」

医療に使う用語も随分変わってきた。一例をあげると、患者の病状の経過を「病歴」という。患者から病歴を聞くことを「問診」というが、「病歴を聴取する」ということが多い。「聴取」という言葉は他にどういうところで使うだろう。「警察官が犯人から聴取する」というときである。明らかな立場上の違いが存在しないところで「聴取」という言葉が使われることはまずない。今まで医師はそういう感覚で患者と対応してきたわけである。「問診」にも同じようなニュアンスがある。それはおかしいということで、学生にも「問診という言葉は使うな」と言うようになってきた。それに代わって最近使われるのが「医療面接」という言葉である。英語ではメディカルインタビューである。interview のうち inter はお互いにという意味だし、view は、見合う、見つめるという意味である。お互いに見つめ合って初めてコミュニケーションができるわけである。

傾聴

傾聴という言葉がある。耳を傾けて聞くという意味合いである。あまりよい引き合いではないかもしれないが、恋人同士の会話を考えてみるとよい。自身の気持ちを吐露し、将来について話し合うとき、信頼し合っている二人の間での会話は、単に言語だけで行われているわけではない。顔色、表情、声色、間の置き方、肌に触れるぬくもり、相手の鼓動、五感のすべてを使って、相手の心の奥底をのぞき込むように聞き取ろうとするだろう。傾聴の最たる例かもしれない。

我々医師も患者に病状を説明する際、傾聴に接することが多い。医師にとってみれば日常の一場面にすぎなくても、患者にとってはかけがえのない自分の身体にかかわることである。医師は毎日のように接している場面のせいか、ともするとそのことを忘れてしまう。医師の言葉には人の心を癒す特別な力があると先に述べた。外来に定期受診する患者から「先生の顔を見てお話をするだけで安心できます」と言われることがある。恐らく医師であれば誰でも経験する医師冥利《みょうり》に尽きる一瞬である。ただし、医師の一言は天使の言葉にもなるが、逆に悪魔の言葉にもなりうる。患者を絶望の淵に追いやることもある。しかも医師自身がそのことに気づかないことが多い。医師という職業は、ほとんど人に頭を下げることのない仕事であることが医師自身を無神経にしている。

どんなに悪いニュースであっても伝えなければならないことはある。見通しの悪い病状について患者に説明するのは真剣勝負である。その際に不用意に使った一言が患者や家族を奈落の底に落とすことすらある。

八五歳の重症患者の家族に厳しい話をしなければならないとき、若い医師の横でそれを聞いていたことがある。とても心の優しい医師ではあったが、説明にあたって「どうせご高齢で助からない命ですから……」と言った、そのときの言葉を忘れることができない。それを黙って聞いていた家族は、「どうせ助からない」という言葉をどう受け止めただろうか。仮にその医師が恋人に愛の告白をする場面だったとしたら、「どうせ一緒になるんだから……」といった言い間違いをするはずもなかろう。

何も患者と医師が恋人同士のような会話をすべきであるというわけではないが、患者や家族の真剣さに応えるだけの対話力もよい医師の必須アイテムである。

おわりに

どんなに健康そうな人でも、病気を持っていないとは限らない。人間ドックで検査すると中性脂肪が三〇〇㎎／dLだった。結果説明に「動脈硬化の危険因子なので医師と相談して下さい」と書いてある。人間はそのときから病人になってしまう。ガンマGTPが高いと言われた。その日からお酒を飲むのに罪悪感を覚えるようになる。脳ドックでMRIをとって、八㎜の動脈瘤《りゅう》が見つかる。くも膜下出血を起こすリスクがあると言われる。それを聞いたとたんに、何も症状のなかった人が病気になり、患者になる。脳ドックを受ける人は一般に健康志向の強い人が多い。自分が「健常」であることを確認したくて脳ドックを受ける。結果を聞いてショックを受け、好きだったスポーツを控え、ときに絶望的になる。手術を受けるべきか受けるべきでないか、悩みに悩む。そんなことが誰にでも起きる時代になっている。

現代医学はその進歩の成果として、致死的疾患の治療を可能とした。ガンや心臓病などから生還することが当たり前のようになった。社会にとって平均寿命や健康寿命が延長してきたことは大きな恩恵であろう。しかし、人は本当に健康になったのだろうか。幸福の度を増したのであろうか。医学は常に新しい病気を定義し、病気の範囲を拡大してきた。新しい患者や患者予備軍が発掘され続けている。結果として「健康問題」で悩む人を増やし続けているのではないだろうか。

加齢とともに進行する病気については、基本的に治療の効果は薄い。それでも早く治療すべきであるのは、少しでも症状がでることを遅くして、あるいは現在ある症状を軽くして、よい生活を維持するためである。医療はそのことのためには何のためらいも持たず、すべてを提供する。しかし、どんな状況でも積極的に治療することが人にとってよいわけではない。治療することが新たな健康問題をもたらすこともある。とはいえ、医師の立場からは、その時点で最善と考えられる治療法を提示せざるを得ない。

七八歳の女性がたまたまとった胸部レントゲン写真で大動脈瘤が見つかった。ＣＴで調べてみると、確かに直径六〇㎜の動脈瘤が心臓から頸部に行く血管の出口にかけて見つかった。症状は何もない元気な老婦人だが、いつか破裂するリスクは高い。破裂すればかなりの確率で病院にたどり着けず亡くなるであろう。手術は大動脈の一部を頭部に行く血管も含めて人工血管に置き換える大手術になる（上行プラス弓部大動脈置換術）。もちろんうまくいく見込みのある手術であるが、長時間の手術であり、高齢者の常で思わぬ合併症を起こすことも覚悟しなければならない。診療ガイドラインに添って手術を勧めた。リスクについても十分理解したうえで、患者は手術を希望した。

高齢者の手術には数字に表れない様々なリスクがある。エビデンスとして公表されているのは、死亡や重大な合併症にかかわる数字に限られていることが多い。この患者は心臓血管の手術そのものは無事に終了したが、術後肺炎を起こし、脳梗塞を起こし、消化管出血を起こし、入院期間が三ヶ月に及んだ。退院後は手術前の元気だった様子とは打って変わって別人のようであり、明らかに病人である。しかし医師にしてみれば手術は成功であり、一人の人間を大動脈瘤破裂の危機から救ったという評価になるであろう。

こういった経験は珍しくない。いつも個々の患者に最善の治療を考えているつもりであるが、結論はでない。この患者も、もし手術を思いとどまらせるような話をして、その後すぐに大動脈瘤が破裂して死亡することになれば、医師としては慚愧《ざんき》に堪えないだろう。せめて患者とゆっくり話し、一緒に悩んであげたいと思うことが多くなった。しかし、残念ながら現在の医療制度や大病院は容易にそのような余裕を持った診療ができないシステムになっている。

患者―医師関係の変容は時代の申し子であると言ってよいし、またそれに続くようにして新たな模索が始まっている。医師教育においても、医療の現場でも、患者―医師関係を再構築しようとする試みは多方面でなされている。それはあたかも、医学の急激な進歩や、「エビデンスに基づく科学的な医療＝ＥＢＭ」が、燎原《りょうげん》の火のごとく普及していることに対するアンチテーゼのように思える。

何度も述べてきたように、医師の基本的行動原理は「善意」である。しかし、医師が寄りかかっている「科学としての医学」をもとにした判断は、ときに患者の満足と乖離する。さらに現代の医学は普通の人の理解が到底不可能な域に達してしまっている。その中で患者は自己決定を迫られる時代になった。その解決は信頼と対話の中にしかあり得ない。何より大事なことは、心と心のつながりである。それは洋の東西、時代を問わず変わらない。求められていることは、時代に合った信頼関係を築くための基盤であろう。

生老病死は人の常である。人間は健康であることが正常なのだろうか？　年をとることは病気ではない。人間誰しも年をとるし、いろいろなところが古くなれば故障も起きるし、痛くもなる。生きていることと痛みは不可分。病気もする。若いからといっても病気から逃れることはできない。人は必ず死ぬ。生き方を考えるのと同じように、死に方も考える。その中で自分がどのような医療を受けたいかを考えるという視点もあろう。これに対して医師や医療者には何が提供できるのだろうか。

どんな人でもよい人生をおくりたいと思っている。何がよい人生であるかは人それぞれであろうし、答えのでない問いであろう。よい人生をおくることを援助するのが健康に直接かかわる医師の使命であろう。そのために医師に何ができるかを考える、逆に患者は何を医師に求めるのか、すべての医療はこの問いかけと対話に始まるべきである。

治癒の望めない病気を持ち、解決のできない「不安」「痛み」「苦しみ」を持っている人にも喜んでもらえる、あるいは満足のいく医療を提供することはできるに違いない。その中でまず大事なのはやはりコミュニケーションである。

本書を終えるにあたり、日夜を問わず一丸となって診療に邁進してくれている東京医科歯科大学循環器内科の教職員に感謝を述べる。本書がまとめられたのは皆さんの献身的な日常活動があってこそである。また、本書の執筆を熱心に勧めてくれた旧友でもある集英社の清川桂美さん、拙文に根気よくおつき合いをいただいた集英社新書編集部の大浦慶子さんに心より感謝を申し上げる次第である。

参考文献

冲中重雄先生を偲ぶ会編『冲中重雄―医の道』日本醫事新報社、一九九二年
飯島克巳『外来でのコミュニケーション技法』日本醫事新報社、一九九五年
上島弘嗣『NIPPON DATAからみた循環器疾患のエビデンス』日本医事新報社、二〇〇八年
玄侑宗久『禅的生活』ちくま新書、二〇〇三年
合同研究班「慢性心不全治療ガイドライン」(二〇一〇年改訂版)
佐伯晴子、日下隼人『話せる医療者―シミュレイテッド・ペイシェントに聞く』医学書院、二〇〇〇年
里見清一『偽善の医療』新潮新書、二〇〇九年
竹村洋典『臨床医になるための必修アイテム―医療面接から臨床判断学まで』南江堂、二〇〇二年
竹村洋典「日本におけるよい医療面接とは―エビデンスに基づいて」「医学教育」39、一八七―一九〇、二〇〇八年
田村久美、水谷節子「医療消費者とは何か―患者運動の根本思想とコンシューマリズムの再興」「川崎医療福祉学会誌」18、五〇一―五〇九、二〇〇九年
津田司(飯島克巳編著)『すぐに役立つ外来での患者対応学』永井書店、一九九八年
中村雄二郎『臨床の知とは何か』岩波新書、一九九二年
日本高血圧学会『高血圧治療ガイドライン2009』ライフサイエンス出版、二〇〇九年
日本動脈硬化学会『動脈硬化性疾患予防のための脂質異常症治療ガイド2008年版』協和企画、二〇〇

八年
日本動脈硬化学会『動脈硬化性疾患予防ガイドライン２００７年版』協和企画、二〇〇七年
日本プライマリ・ケア学会『診療の質を高める　外来でのこの一言！』日本医事新報社、二〇〇四年
野口善令、福原俊一『誰も教えてくれなかった診断学—患者の言葉から診断仮説をどう作るか』医学書院、二〇〇八年
橋本淳他「高脂血症治療薬による日本人の虚血性心疾患の予防効果とリスク」「動脈硬化」26、一五七—一六四、一九九八年
板東浩「内科プライマリ・ケア医の知っておきたい〝ミニマム知識〟健康問題とカルテ」「日本内科学会雑誌」98、一一六四—一一六八、二〇〇九年
尾藤誠司『医師アタマ—医師と患者はなぜすれ違うのか？』医学書院、二〇〇七年

Boden WE, et al. Optimal medical therapy with or without PCI for stable coronary disease. New England Journal of Medicine 356: 1503-1506, 2007
Echt DS, et al. Mortality and morbidity in patients receiving encainide, flecainide, or placebo: The cardiac arrhythmia suppression trial. New England Journal of Medicine 324: 781-788, 1991
Greenhalgh T, Hurwitz B: Narrative Based Medicine. Dialogue and discourse in clinical practice BMJ Books, 1998
McWhinney IR:A textbook of family medicine Oxford University Press, 1989

Nakamura H, et al.: Primary prevention of cardiovascular disease with pravastatin in Japan (MEGA Study): a prospective randomised controlled trial. Lancet 368: 1155-1163, 2006

Shepherd J, et al.: Prevention of coronary heart disease with pravastatin in men with hypercholesterolemia. West of Scotland Coronary Prevention Study Group. New England Journal of Medicine 333: 1301-1307, 1995

THE CONSENSUS TRIAL STUDY GROUP: Effects of enalapril on mortality in severe congestive heart failure: Results of the Cooperative North Scandinavian Enalapril Survival Study (CONSENSUS). New England Journal of Medicine 316: 1429-1435, 1987

Tsutsui H, et al.: Characteristics and outcomes of patients with heart failure in general practices and hospitals-JCARE-GENERAL. Circulation Journal 71: 449-454, 2007

Ridker PM, Torres J: Reported outcomes in major cardiovascular clinical trials funded by for-profit and not-for-profit organizations: 2000-2005 JAMA 295: 2270-2274, 2006

磯部光章（いそべ　みつあき）

一九五二年東京生まれ。東京大学医学部卒業。東大第三内科を経て、ハーバード大学マサチューセッツ総合病院に留学。信州大学助教授から二〇〇一年より東京医科歯科大学大学院循環器内科教授。「サイエンス」「ランセット」などに論文多数。日本循環器学会八木賞、日本心臓財団佐藤賞など受賞。編著書に『移植免疫の最前線』『心筋症を識る・診る・治す』など。日本循環器学会監事・心臓移植委員、日本心不全学会理事・会長、日本学術会議連携会員。

話《はなし》を聞《き》かない医師《いし》　思《おも》いが言《い》えない患者《かんじゃ》

集英社新書〇五九三I

二〇一一年五月二二日　第一刷発行
二〇一九年一一月六日　第三刷発行

著者……磯部光章《いそべみつあき》
発行者……茨木政彦
発行所……株式会社集英社
東京都千代田区一ツ橋二-五-一〇　郵便番号一〇一-八〇五〇
電話　〇三-三二三〇-六三九一（編集部）
〇三-三二三〇-六〇八〇（読者係）
〇三-三二三〇-六三九三（販売部）書店専用

装幀……原　研哉
印刷所……大日本印刷株式会社　凸版印刷株式会社
製本所……加藤製本株式会社

定価はカバーに表示してあります。

ISBN 978-4-08-720593-0 C0241　Printed in Japan

a pilot of wisdom

a pilot of wisdom

集英社新書　好評既刊

日本人の坐り方
矢田部英正　0581-D

何気なく行っている「坐る」という動作には、伝統のなかで培ってきた生きるための知恵が隠れていた！

ONE PIECE STRONG WORDS 上巻〈ヴィジュアル版〉
尾田栄一郎／解説・内田 樹　021-V

「週刊少年ジャンプ」で好評連載中の大人気漫画『ONE PIECE』の多くの名言を集めた豪華な一冊。

介護不安は解消できる
金田由美子　0583-I

いざ介護となる前に、どう対応すべきかを知っておくことで不安は和らぐ。介護費用やサービス内容も網羅。

TPP亡国論
中野剛志　0584-A

自由貿易を疑え！　TPP（環太平洋経済連携協定）で日本の屋台骨が崩される。経済的国益を考える必読書。

二畳で豊かに住む
西 和夫　0585-B

日本には狭い空間で豊かに暮らす知恵が昔からあった。我々にとっての「住」とは何かを再検討する。

○《まる》のない大人 ×《ばつ》だらけの子ども
袰岩奈々　0586-E

「自分に×」ではなぜ人づきあいがうまくいかないのか。そのメカニズムを解説し、その克服法をアドバイス。

ONE PIECE STRONG WORDS 下巻〈ヴィジュアル版〉
尾田栄一郎／解説・内田 樹　022-V

「週刊少年ジャンプ」の漫画『ONE PIECE』。愛や絆、そして生きるための言葉などを集めた下巻。

人生はうしろ向きに
南條竹則　0588-C

「素敵な『過去』を持たない人はいない」など、逆転の発想であなたも人生を楽しく！　著者初の人生論。

オーケストラ大国アメリカ
山田真一　0589-F

なぜアメリカでオーケストラ文化が育ったのか。バーンスタイン、ニューヨーク・フィルなどを多数紹介。

証言 日中映画人交流
劉文兵　0590-F

高倉健、佐藤純彌、栗原小巻、山田洋次ら邦画界のトップ映画人への、中国人研究者によるインタビュー。